AF535843

Ätherische Öle & Aromatherapie für Einsteiger

Wie Sie ätherische Öle richtig anwenden und dosieren inkl. vieler Rezepte (Alltagsbeschwerden loswerden, Immunsystem stärken, gesund abnehmen uvm.)

Haftung für externe Links

Unser Angebot enthält Links zu externen Websites Dritter, auf deren Inhalte wir keinen Einfluss haben. Deshalb können wir für diese fremden Inhalte auch keine Gewähr übernehmen. Für die Inhalte der verlinkten Seiten ist stets der jeweilige Anbieter oder Betreiber der Seiten verantwortlich. Die verlinkten Seiten wurden zum Zeitpunkt der Verlinkung auf mögliche Rechtsverstöße überprüft. Rechtswidrige Inhalte waren zum Zeitpunkt der Verlinkung nicht erkennbar.

INHALT

Was Sie in diesem Buch erwartet

Die Regale der Apotheken und Drogerien sind gut gefüllt mit Tabletten, Kapseln, Tropfen und Pulverpäckchen, die bei kleinen Alltagsbeschwerden helfen. Das ist zunächst eine gute Nachricht – wir müssen uns nicht damit abfinden, von Kopfschmerzen, einem wunden Hals, trockenen Hautstellen etc. geplagt zu werden, sondern können unkompliziert etwas dagegen unternehmen.

Aber vielleicht haben Sie sich schon einmal gefragt, ob Sie das wirklich wollen – wollen Sie für jedes Zipperlein eine andere Packung kaufen müssen? Wollen Sie alle diese Mittel schlucken, ohne genau zu wissen, was Sie Ihrem Körper da zuführen? Selbstverständlich stehen alle Inhaltsstoffe auf der Packung, aber wer blickt schon durch, was diese teils lateinischen, teils englischen Bezeichnungen genau bedeuten? Wer weiß schon Bescheid, welche davon unbedenklich und welche unter Umständen problematisch sind?

Wollen Sie das Risiko eingehen, Ihrem Körper damit an anderer Stelle zu schaden, entweder weil Sie auf eine Zutat allergisch reagieren oder weil ein Mittel allgemein zu wenig bedachte Nebenwirkungen hat? Aspirin zum Beispiel ist *das* Medikament gegen Kopfschmerzen schlechthin und wahrscheinlich nahezu flächendeckend in den Badezimmern vorhanden. Aber wie viele Leute wissen, dass Salicylsäure, der Hauptwirkstoff von Aspirin, Magen und Darmflora schädigt, die beide so wichtig für unsere Gesundheit sind?

Falls Sie auch nur eine dieser Fragen mit Ja beantworten können, sind Sie hier genau richtig. Dieser Ratgeber macht Sie mit einer Alternative zu den bunten Tablettenpackungen vertraut: mit ätherischen Ölen. Sie sind gut wirksam, gut verträglich und für Menschen in jeder Altersgruppe geeignet. Mit ein paar einfachen Tipps ist ihre Anwendung ganz einfach. Zunächst werden Sie die Grundlagen kennen lernen – was sind ätherische Öle, wie können sie angewandt werden und welche Regeln sollten Sie berücksichtigen, damit die Anwendung sicher ist? Dann geht es auch schon los mit der Praxis: Der erste Teil besteht aus Porträts der 50 wichtigsten ätherischen Öle und ihrer Eigenschaften.

Hier können Sie nachschlagen, falls Sie schon das eine oder andere Fläschchen zu Hause haben, aber nicht so recht wissen, was Sie damit machen sollen. Und falls Sie ein bestimmtes ätherisches Öl bereits mit Gewinn anwenden und gerne wissen möchten, wofür Sie es noch gebrauchen können, erfahren Sie auch dies hier. Teil 2 geht von der anderen Seite aus: Dort finden Sie in alphabetischer Reihenfolge gängige Beschwerden und Krankheiten mit der Information, welche ätherischen Öle oder Ölmischungen dagegen helfen.

Einführung

WAS SIND ÄTHERISCHE ÖLE?

Chemisch betrachtet sind ätherische Öle flüchtige Essenzen; das bedeutet, es handelt sich um konzentrierte Auszüge, die beim Kontakt mit Luft nach einer bestimmten Zeit vollständig verdampfen. Letzteres unterscheidet sie von den sogenannten fetten Ölen, die wir etwa zum Kochen verwenden und als Träger für ätherische Öle. Das Adjektiv ätherisch leitet sich von gr. ὁ αἰθήρ (oberer Himmel) ab und verweist auf ihre Flüchtigkeit. Da ätherische Öle stark konzentriert sind, sollten sie nur in geringen Mengen und stark verdünnt angewandt werden. Mehr dazu erfahren Sie im Abschnitt über die richtige Anwendung.

Ätherische Öle werden aus Pflanzen oder Pflanzenbestandteilen hergestellt. Das können Blüten sein, Blätter, Früchte, deren Schalen, Kraut, Zweige, Nadeln, Wurzeln, Harz, Rinde und sogar das Holz.

Chemisch betrachtet bestehen ätherische Öle aus Kohlenstoffatomen und daher aus denselben Atomen wie der menschliche Körper. Diese Ähnlichkeit ist der erste Grund, warum sie gut wirken. Wie alle Öle sind sie nicht wasserlöslich, sondern fettlöslich. Auch das erklärt ihre gute Wirksamkeit, denn Fette sind ein wichtiger Bestandteil unseres Körpers und enorm wichtig für unsere Gesundheit. Ätherische Öle sind außerdem komplexe Wirkstoffgemenge, die aus mehreren Dutzend bis mehreren Hundert Einzelsubstanzen bestehen, die erst im Zusammenspiel ihre Wirkung entfalten können. Ein einzelnes Molekül eines ätherischen Öls ist dennoch so winzig, dass es die Blut-Hirn-Schranke überwinden, also direkt im Gehirn wirken kann. Für die Pflanze, aus der sie gewonnen werden, leisten ätherische Öle viele wertvolle Dienste. Manche locken Lebewesen an, die entweder Schädlinge fressen oder die Bestäubung besorgen.

Andere ätherische Öle halten Fraßfeinde ab. Wieder andere wirken als natürliche Antibiotika, falls die Pflanze beschädigt oder krank ist. Sie können Pilze, Viren und Bakterien entweder in Schach halten oder ganz vernichten. Ätherische Öle in den Blättern von Bäumen dienen dazu, die Belastung durch das UV-

Licht in den Sonnenstrahlen zu verringern. Außerdem gibt es Hinweise, dass ätherische Öle als Botenstoffe bei der Kommunikation von Pflanze zu Pflanze eine Rolle spielen.

Die meisten dieser Effekte können wir uns zunutze machen, wenn wir ein Fläschchen mit einem bestimmten ätherischen Öl kaufen. Der therapeutische Gebrauch von ätherischen Ölen wird als Aromatherapie bezeichnet. Allgemein zeigt die Bezeichnung „Aroma" an, dass etwas mit Düften zu tun hat, unabhängig von einer möglichen gesundheitlichen Wirkung. Aromatherapie im engen Sinn erfordert zum einen eine sorgfältige Ausbildung und hat zum anderen nicht unbedingt etwas mit Düften zu tun. Manche ätherische Öle tun sehr viel für unsere Gesundheit, riechen aber nicht besonders angenehm.

Riechen wir an einem Fläschchen, stimulieren die Riechimpulse unmittelbar das limbische System, ein Gehirnareal, das für die Verarbeitung von Emotionen zuständig ist. So entsteht etwa eine beruhigende oder stimmungsaufhellende Wirkung. Tragen wir ein ätherisches Öl auf die Haut auf, wirkt es an dieser Stelle auf die Zellmembranen, die sich dann beispielsweise entspannen und so Schmerzen lindern. Ätherische Öle haben außerdem die großartige Eigenschaft, ausgleichend zu wirken: Ist von etwas zu viel vorhanden, wird es vermindert – etwa Schmerzen gelindert. Ist von etwas zu wenig vorhanden, wird es angeregt – etwa die Konzentration erhöht.

Jedes ätherische Öl weist alleine verwendet eine bestimmte Wirkung auf. Häufig kommen jedoch bestimmte Ölmischungen zum Einsatz, dessen Bestandteile ihre Eigenschaften gegenseitig verstärken und unterstützen. Über die Verwendung einer Ölmischung lässt sich außerdem ein Ausgleich dazu schaffen, dass manche ätherische Öle deutlich mehr Inhaltsstoffe enthalten als andere. Ölmischungen können Sie fertig kaufen oder selbst zusammenstellen. Es reicht aber auch, wenn Sie eine Stelle unmittelbar hintereinander mit unterschiedlichen ätherischen Ölen behandeln. Aber wie gelangt der Wirkstoff von der Pflanze in die Flasche?

DIE HERSTELLUNG ÄTHERISCHER ÖLE

Für die Gewinnung ätherischer Öle gibt es im Wesentlichen drei Verfahren.

Destillation

Sie ist das häufigste Verfahren. Dazu werden in einem Alambic, einem Glasgefäß, das unten bauchig ist und nach oben hin immer schmäler wird, Wasser zum Kochen gebracht. Über dem Wasser liegt der Rohstoff auf einem Sieb. Der aufsteigende Wasserdampf löst die Moleküle von ätherischem Öl aus dem Rohstoff und wird gleich darauf wieder abgekühlt, sodass er in Form von Wassertropfen kondensiert. Das Kondensat wird in einem anderen Gefäß, der sogenannten Florentiner Vase, aufgefangen. Dort schwimmt das ätherische Öl an der Oberfläche, falls es leichter als Wasser ist, oder bildet einen Bodensatz, falls es schwerer als Wasser ist. Nun kann es abgeschöpft und abgefüllt werden. Abhängig davon, um welches ätherisches Öl es sich handelt, muss es danach noch eine gewisse Zeit reifen und gelagert werden, bevor es verwendet werden kann.

Die Flüssigkeit, die nach dem Abschöpfen des ätherischen Öls in der Florentiner Vase zurückbleibt, wird als Hydrolat bezeichnet. Im Handel erkennen Sie Hydrolate an der Endsilbe -wasser, zum Beispiel Rosenwasser, Pfefferminzwasser oder Lavendelwasser. Viele Hersteller entsorgen die Hydrolate als Abfallprodukte, dabei haben auch sie eine gesundheitsfördernde Wirkung. Während ätherische Öle die fettlöslichen Bestandteile des Rohstoffes enthalten, enthalten Hydrolate die wasserlöslichen Bestandteile, sodass beide Endprodukte einander ergänzen. Gegenüber ätherischen Ölen haben Hydrolate den Vorteil, dass sie milder sind. Sie sind auch für Säuglinge, Kleinkinder und alte Menschen geeignet, können unverdünnt und innerlich angewandt werden. Sie eignen sich für Kompressen, für die Behandlung von Wunden, zur Inhalation, zur Einnahme, zum Zubereiten von Bachblütenmischungen, für Kosmetikprodukte, zum Kochen und für die Aromatisierung von Innenräumen.

Im Vergleich zu ätherischen Ölen sind Hydrolate allerdings wissenschaftlich schlechter erforscht. Auch gibt es keine einheitlichen Qualitätskriterien und keine verbindlichen Angaben für ihre Haltbarkeit. Hydrolate sind zwar nicht so anfällig für Keime wie reines Wasser, aber auch sie können nur für eine relativ kurze Zeitspanne verwendet werden.

Extraktion und mechanische Pressung

Ätherische Öle aus hitzeempfindlichen Rohstoffen werden durch Extraktion hergestellt. Hier werden andere Mittel als Wasser benutzt, um die Moleküle aus dem Rohstoff zu lösen. Die Lösungsmittel können flüchtig sein, d. h. keine Rückstände hinterlassen oder erhalten bleiben. Jasminöl wird beispielsweise mit Fett extrahiert, alle Duftpflanzen werden mit Kohlendioxid extrahiert.

Ätherisches Öl aus Zitrusfrüchten wird gewonnen, indem ihre Schale mechanisch ausgepresst wird.

DIE QUALITÄT IST DER SCHLÜSSEL FÜR ERFOLG

Damit ein ätherisches Öl so wirken kann, wie in Teil 1 und Teil 2 beschrieben, und keine unerwarteten Nebenwirkungen auftreten, muss die Qualität einwandfrei sein. Diese einwandfreie Qualität besitzt mehrere Dimensionen, die Ihnen nun erläutert werden.

Verwenden Sie nur naturreine Öle, d. h. solche, die tatsächlich mit einem der oben beschriebenen Verfahren aus der Pflanze gewonnen wurden, die auf dem Etikett vermerkt ist. Das garantieren Ihnen Hinweise auf der Verpackung wie „100 % ätherisches Öl", „authentisch" (bedeutet in diesem Fall „aus Pflanzen gewonnen") oder genuin (nicht chemisch verändert). Meiden Sie auch ätherische Öle, die vielleicht naturrein sein mögen, aber synthetische Zusätze enthalten. Direkt gesundheitsschädlich sind alle ätherischen Öle, denen mineralische Produkte beigemischt wurden. Ätherische Öle wirken so gut, weil sie leicht bis zu den Zellen vordringen. Werden sie mit einem mineralischen Produkt gemischt, geraten aus diesem Grund möglicherweise die schädlichen Inhaltsstoffe von Erdöl in den Körper, die sonst von der Haut nicht aufgenommen werden würden.

Bestimmte ätherische Öle sind in ihrer Wirkung so intensiv, dass sie nur verdünnt erhältlich sind. Zimtblätteröl bekommen Sie beispielsweise mit dem Hinweis 30 % zu kaufen; das bedeutet, der Inhalt des Fläschchens besteht zu 30 % aus Zimtblätteröl und zu 70 % aus Weizenkeimöl. In so einem Fall leidet die Qualität nicht, weil zum einen das Zimtblätteröl auch verdünnt noch stark genug ist, um seine Wirkung zu entfalten, und zum anderen Weizenkeimöl ein Naturprodukt ist. Aufpassen sollten Sie hingegen bei dem Hinweis „naturident". Er zeigt an, dass das entsprechende natürliche ätherische Öl mit synthetischen

Mitteln imitiert wurde. Eine solche Imitation ist nicht unbedingt gesundheitsschädlich, aber ihr Duft wird nicht an das Original heranreichen und eine therapeutische Wirkung wird möglicherweise ganz ausbleiben.

Pflanzen aus Wildsammlung sind zwar insofern gut, als dass sie so robust und gesund sein müssen, um ohne menschliche Unterstützung zu gedeihen. Sie können aber nicht wissen, ob sich in der nächsten Umgebung dieser Pflanzen nicht vielleicht eine Schadstoffquelle wie eine vielbefahrene Straße befand. In vielen Herkunftsländern der exotischeren Rohstoffe kann es außerdem sein, dass bei Wildsammlung nicht darauf geachtet wird, ob eine Pflanze gefährdet ist und nur in geringen Mengen oder auch gar nicht geerntet werden sollte. Wenn Sie ätherische Öle kaufen, deren Rohstoffe aus biologischer Landwirtschaft oder aus kontrollierter Wildsammlung stammen, können Sie alle genannten Probleme umgehen. Biologische Produkte haben die geringste Schadstoffbelastung von allen, weil auf sie keine Pestizide und Herbizide aufgebracht werden dürfen – gänzlich schadstofffrei sind aber auch sie nicht, weil problematische Stoffe im Grundwasser enthalten sein oder durch den Wind abgetragen werden können.

Die Herbizide und Pestizide, die in der konventionellen Landwirtschaft verwendet werden, schaden nicht nur den Organismen, die mit ihnen bekämpft werden, sondern verändern auch die chemische Struktur der Pflanzen, die mit ihnen geschützt werden sollen. Dadurch kann gerade die Wirkung verloren gehen, wegen der Sie ein bestimmtes ätherisches Öl einsetzen. Zudem hinterlassen die aufgebrachten Spritzmittel Rückstände, die mitunter dafür sorgen, dass ein ätherisches Öl eher die Haut reizt oder eher eine allergische Reaktion auslöst.

Bei zertifizierter Naturkosmetik können Sie sicher sein, dass das ätherische Öl keine synthetischen Zusätze enthält, denn solche sind gar nicht erlaubt. Bei Rohstoffen aus Wildsammlung müssen außerdem strenge Umweltstandards eingehalten werden. Entsprechende Produkte verkaufen unter anderem die Marken Baldini, Farfalla, Osadhi, Primavera, Sonnentor und Taoasis. Sie sind in Bio-Supermärkten, Reformhäusern und anderen Naturläden erhältlich.

Nicht alle Produkte, die mit hohen Umweltstandards und ohne Pestizide hergestellt werden, sind auch mit einem Naturkosmetik- oder Biolabel zertifiziert.

Die Zertifizierung ist aufwändig und kostet darum viel Geld, das gerade kleine Hersteller (noch) nicht zur Verfügung haben. Falls Sie Gewissheit haben, dass ein kleiner lokaler Produzent mit der gebotenen Sorgfalt arbeitet, aber (noch) nicht zertifiziert ist, können Sie seine ätherischen Öle ohne Weiteres verwenden. Preislich liegen nicht-zertifizierte naturreine ätherische Öle über konventionell erzeugten, aber unter zertifizierter Naturkosmetik bzw. Bioware.

Aus allem, was Sie bis jetzt über ätherische Öle erfahren haben, folgt, dass diese niemals ein Schnäppchen sein können. Qualität hat ihren Preis; das gilt auch hier. Die Preisspanne ist dabei enorm. Manche Rohstoffe gibt es in großer Menge in Europa, andere sind zwar reichlich vorhanden, haben aber weite Transportwege, und wieder andere sind selten und haben zudem einen langen Transportweg. Diese Faktoren beeinflussen den Preis. Bevor Sie sich aber von den Kosten abschrecken lassen, in die Welt der ätherischen Öle einzutauchen, sollten Sie Folgendes bedenken:

Erstens sind ätherische Öle, wie gesagt, hoch konzentrierte Substanzen. Normalerweise genügen schon ein bis zwei Tropfen, um die gewünschte Wirkung zu erzielen. Deswegen kommen Sie mit einem Fläschchen für relativ lange Zeit aus, was die Kosten pro Tag oder pro Woche erheblich senkt. Zweitens wird die hohe Wirkstoffkonzentration nur durch die Verwendung von großen Mengen des pflanzlichen Rohstoffs erreicht. Für 1 kg ätherisches Öl sind zum Beispiel 7 t Melissenkraut oder 150 kg Zimtrinde nötig. Ein Tropfen Öl kostet umgerechnet aber nur einen Euro, also einen Bruchteil des Rohstoffpreises, und dazu kommen ja auch noch Arbeits- und Herstellungskosten. So betrachtet sind ätherische Öle nicht teuer, sondern eigentlich viel zu billig.

Drittens steht nirgendwo geschrieben, dass Sie für Ihre Hausapotheke möglichst viele oder besonders exotische ätherische Öle benötigen – im Gegenteil. Zu Beginn des zweiten Teils finden Sie eine Übersicht, die Ihnen zeigt, wie Sie mit relativ wenigen und relativ preiswerten Ölen alle gängigen Beschwerden abdecken können. Diese werden Ihre Geldbörse nicht über Gebühr strapazieren. Hohe Qualitätsstandards bei der Herstellung sind aber noch nicht alles, um eine gute Wirksamkeit der ätherischen Öle zu gewährleisten. Einen zweiten Faktor können Sie kaum beeinflussen – die individuelle körperliche Reaktion. Kein Mensch gleicht dem anderen und deswegen wirken auch erprobte

Therapien nicht bei jedem gleich gut. Als grober Richtwert wird angenommen, dass ätherische Öle bei 95 % der Infektionen, 75 % der psychischen und hormonellen Störungen, 50 % der Entzündungen, Hautkrankheiten und Allergien sowie bei 25 % der Stoffwechselerkrankungen wirken, also keineswegs immer.

Auf den dritten Faktor, der die Wirksamkeit beeinflusst, haben Sie aber sehr wohl Einfluss: die Lagerung. Nur ein ordnungsgemäß gelagertes ätherisches Öl behält seine Wirkkraft. Beachten müssen Sie nur zwei Dinge: Erstens sind ätherische Öle lichtempfindlich und sollten daher im Dunkeln gelagert werden. Werden die Fläschchen in kleinen Schachteln verkauft, empfiehlt es sich, diese auch nach dem Öffnen darin zu belassen.

Zweitens sind ätherische Öle wärmeempfindlich. Ungeöffnete Fläschchen können Sie im Kühlschrank lagern – dann sollten Sie sie in einer luftdicht verschließbaren Dose ins Gemüsefach stellen, damit fetthaltige Lebensmittel nicht ihren Geruch annehmen. Geöffnete Fläschchen sollten nicht mehr im Kühlschrank gelagert werden, sondern an einem kühlen Ort, an dem die Temperatur nie über 20 °C steigt. Der Badezimmerschrank ist also keine gute Idee, ein Kellerabteil schon.

Falls Sie bei der Qualitätssicherung ganz sicher gehen wollen, können Sie den Inhalt schon weitgehend leerer Fläschchen in kleinere Gefäße umfüllen. So kommt das ätherische Öl mit weniger Sauerstoff in Kontakt und wird nicht so schnell oxidieren.

DIE ANWENDUNG

Ätherische Öle sind grundsätzlich gut verträglich und für jede Altersgruppe geeignet. Das bedeutet aber nicht, dass jedes Öl für jeden Menschen in jeder Lebenssituation geeignet ist.

Bedenken Sie, dass Aromatherapie nichts ist, was man einfach über ein Wochenende oder im Vorbeigehen lernt. Sie benötigt zum einen ein umfassendes Wissen über die verschiedenen Öle, zum anderen die praktische Erfahrung. Falls Sie bis jetzt noch keine Erfahrung damit gesammelt haben, soll Sie das nicht von der Aromatherapie abbringen. Lassen Sie aber Vorsicht walten und halten Sie sich an die folgenden Regeln bzw. beherzigen Sie die folgenden

Hinweise, um auf der sicheren Seite zu sein:

Auch unter optimalen Bedingungen gelagerte ätherische Öle können nicht unbegrenzt verwendet werden. Wie lange sie für den therapeutischen Gebrauch geeignet sind, hängt von ihrer chemischen Zusammensetzung ab. Zitrusöle und Öle aus den Nadeln von Bäumen haben grundsätzlich nur eine kurze Haltbarkeit, während zum Beispiel Rosenöl und Patschuliöl bei längerer Lagerung sogar an Qualität gewinnen. Die folgende Tabelle (nach Eliane Zimmermann) vermittelt Ihnen grobe Richtwerte:

Teebaumöl	sechs Monate
Öle aus den Schalen von Zitrusfrüchten (Ausnahme Bergamotte)	ein Jahr Zitronen- und Grapefruitöl sind unter Umständen etwas länger haltbar.
Nadelöle	anderthalb Jahre
nach Zitrus duftende Öle (zum Beispiel Zitronengras, Litsea, Melisse)	zwei Jahre
nach Eukalyptus duftende Öle (zum Beispiel Cajeput, Myrte)	zwei bis drei Jahre
Kräuteröle herbe Harze (zum Beispiel Weihrauch, Galbanum)	drei bis vier Jahre
balsamische Harze (zum Beispiel Benzoe, Tolu, Styrax)	fünf bis sechs Jahre
Blütenöle	fünf bis zehn Jahre
Holzöle (zum Beispiel Adlerholz, Sandelholz) schwere Düfte (zum Beispiel Patschuli, Vetiver)	bis zehn Jahre

Hat ein Fläschchen diese Spanne überschritten, müssen Sie den Inhalt deswegen nicht gleich wegschütten. Andere Anwendungsbereiche, bei denen es keinen direkten Hautkontakt gibt, sind nicht so heikel. Ein ätherisches Öl, das schon länger geöffnet ist als empfohlen, können Sie weiter problemlos in der Duftlampe bzw. im Aroma-Diffuser verdampfen (siehe unten).

Dann gibt es da noch den großen Bereich des Haushalts. Ein Lavendelsäckchen gegen Motten lässt sich nicht nur aus getrockneten Lavendelblüten herstellen, sondern auch mit ein paar Tropfen Lavendelöl auf einem Stück Stoff oder einem Wattebausch. Orangenöl ist sehr wirksam, um Etiketten zum Beispiel von Gläsern abzulösen, die Sie als Vorratsgefäße verwenden möchten, und so weiter.

Auch zum Putzen sind ätherische Öle gut geeignet. Alle von ihnen wirken desinfizierend; dementsprechend können Sie jenes zur Reinigung verwenden, das Sie gerade übrig haben. Bestimmte Öle haben aber eine stärkere desinfizierende Wirkung als andere; dazu zählen Bergamotte, Eukalyptus, Koriander, Lavendel, Rose, Teebaum, Thymian, Zimtblätter und Zitrone. Ein besonders effektives Putzmittel erhalten Sie, wenn Sie je zwei Tropfen Zimtblätter- und Lavendelöl in einer halben Tasse Apfelessig oder Zitronensaft auflösen und dieses danach einfach zu Ihrem lauwarmen Putzwasser hinzufügen. Mit dieser Mischung können Sie alle Oberflächen außer Marmor und Granit reinigen.

Ebenso möglich ist es, einen fertig gekauften Haushaltsreiniger mit ein paar Tropfen ätherischem Öl zu versetzen. Achten Sie in diesem Fall darauf, dass der Reiniger ausschließlich aus pflanzlichen Inhaltsstoffen besteht und parfumfrei ist – solche Produkte werden mit dem Hinweis verkauft, für Allergiker und/oder besonders empfindliche Haut geeignet zu sein. Für die Anwendung ätherischer Öle im Haushalt gibt es noch zahlreiche andere Möglichkeiten; lassen Sie einfach Ihre Kreativität und Fantasie spielen (vielleicht mit der Unterstützung von ein paar Tropfen Muskatellersalbeiöl).

Von ganz wenigen Ausnahmen abgesehen, die ausdrücklich vermerkt sind, können ätherische Öle die Haut reizen und sollten nur verdünnt auf sie aufgetragen werden. Welche Verdünnung Sie dabei benutzen, hängt davon ab, wie genau Sie ein Öl anwenden möchten – mehr über dieses Thema erfahren Sie im nächsten Abschnitt. Wie stark Sie ein ätherisches Öl verdünnen, hängt auch davon ab, für wen es bestimmt ist.

Nehmen Sie für Säuglinge, verwirrte und alte Menschen eine Mischung, die 0,5-1 % ätherisches Öl enthält. Eine 0,5-prozentige Mischung entspricht 1 Tropfen auf 10 ml Trägerflüssigkeit, 2 Tropfen auf 20 ml, 5 Tropfen auf 50 ml und so weiter. Nehmen Sie für gesunde Kinder ab dem Schulalter eine Mischung, die 1,5 % ätherisches Öl enthält.

Ab zwölf Jahren und für gesunde Erwachsene eignet sich eine Mischung, die 3 % ätherisches Öl enthält. Das entspricht 3 Tropfen auf 5 ml Flüssigkeit, 6 Tropfen auf 10 ml Flüssigkeit und so weiter. In Ausnahmefällen und bei akuten Problemen ist bei gesunden Erwachsenen auch die Anwendung einer Mischung mit 5-10 % ätherischem Öl möglich.

Zum anderen hilft Ihnen auch Ihre Erfahrung bei der Dosierung. Sobald Sie wissen, dass Sie selbst oder die Person, die Sie behandeln, ein bestimmtes ätherisches Öl gut verträgt, können Sie die Dosis beim nächsten Mal um einen Tropfen erhöhen und beobachten, ob es auch dann noch gut vertragen wird. Mehrere ätherische Öle sind besonders reizend und sollten nur stark verdünnt benutzt werden. Dazu gehören unter anderem Ingwer, Lorbeer und Kümmel.

Manche ätherischen Öle enthalten möglicherweise gesundheitsschädliche Inhaltsstoffe. Dazu gehören Beifußöl, Kalmusöl, Kampferöl, Muskatöl, Poleiminzenöl, Rainfarnöl, Rautenöl, destilliertes Sadeöl, Sassafrasöl, Thujenöl und Wermutöl. Verwenden Sie diese nur selten und stark verdünnt.

Manche ätherischen Öle werden aus starken Allergenen gewonnen. Insbesondere Zitrusfrüchte bereiten vielen Menschen Probleme, darunter solchen, die an Neurodermitis leiden oder einmal an Borreliose erkrankt sind. Besteht gegen den Rohstoff eine Allergie, löst auch das ätherische Öl eine allergische Reaktion aus.

Ob Sie ein ätherisches Öl vertragen, können Sie ganz einfach herausfinden, indem Sie einen Tropfen mit etwas Pflanzenöl verdünnen und dies in der Armbeuge auftragen. Tritt an der Stelle innerhalb von 24 bis 48 Stunden eine Hautrötung auf, besteht eine Unverträglichkeit. Doch auch Öle, die Ihre Haut nicht verträgt, können Sie immer noch in einer Duftlampe bzw. im Aroma-Diffuser verwenden (siehe unten).

Achten Sie darauf, dass ätherische Öle niemals mit den Schleimhäuten in Berührung kommen sowie nicht in die Gehörgänge und in die Augen geraten. Sparen Sie die Augenpartie bei Einreibungen, Massagen und Gesichtsmasken am besten immer großzügig aus.

Ätherische Öle können selbstverständlich auch in der Schwangerschaft angewandt werden und bieten Unterstützung in allen Phasen der Entstehung eines neuen Lebens – von der Familienplanung bis hin zur Geburt und deren Nachsorge. Allerdings ist eine Schwangerschaft auch eine besonders sensible Phase, in der Sie bei der Anwendung ätherischer Öle ein paar zusätzliche Hinweise beachten müssen.

Grundsätzlich gilt, dass in der Schwangerschaft alle ätherischen Öle stark verdünnt werden müssen. Der Maßstab ist hier nicht die Mutter, sondern das Ungeborene, das nur ganz geringe Dosen verträgt. Auch sollte eine Schwangere nur Düfte anwenden, die sie uneingeschränkt als angenehm und wohltuend empfindet.

Meiden Sie alle ätherischen Öle, welche die Durchblutung oder die Menstruation fördern, eine hormonähnliche Wirkung aufweisen oder Wehen auslösen können. Dazu zählen unter anderem Anis, Basilikum, Calamus, Estragon, Fenchel, Gewürznelke, Rainfarn, Salbei, Muskatellersalbei, Muskatnuss, Rosmarin, Wacholder, Wintergrün, Ysop, Zimt und Zitronenverbene. Meiden Sie außerdem ätherische Öle mit reinigender Wirkung. Dazu zählen unter anderem Majoran, Oregano, Thymian und das bereits genannte Basilikumöl.

Für Schwangere im Gegenteil besonders gut geeignet sind milde, liebliche Düfte und Hydrolate, die so sanft sind, dass sie den Hormonhaushalt nicht beeinflussen. Dazu zählen Kamille, Rose, Mandarine, Sandelholz, Pfefferminze, Weihrauch, Zitrone und Lavendel. Halten Sie im Zweifelsfall vor der Anwendung Rücksprache mit einem Arzt!

Ätherische Öle können Nebenwirkungen haben. Manche erhöhen den Blutdruck, was, je nach Fall, ein erwünschter oder ein unerwünschter Effekt sein kann. Unter anderem Angelika, Bergamotte, Bitterorange, Grapefruit, Limette, Petit Grain, Raute und Zitrone sind fotosensitiv, d. h., sie machen die Haut empfindlicher gegen die UV-Strahlung im Sonnenlicht. Nach ihrer Anwendung sollten Sie weder in die Sonne gehen noch ein Solarium aufsuchen.

FORMEN DER ANWENDUNG

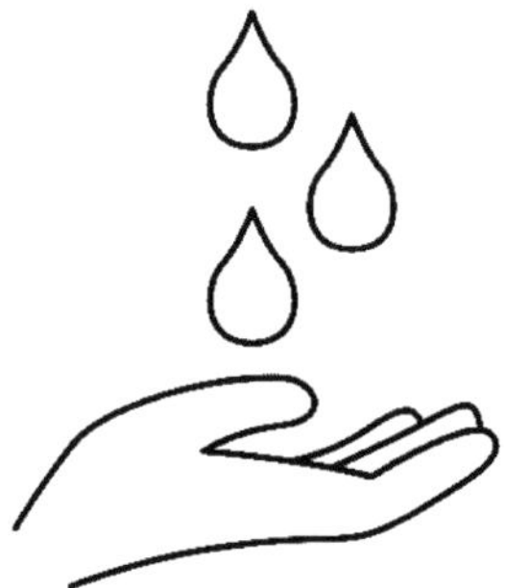

Sobald Sie sich für ein ätherisches Öl oder eine Ölmischung entschieden haben, um bestimmte Beschwerden zu bekämpfen, stehen Ihnen mehrere Möglichkeiten offen, wie Sie diese konkret anwenden können. Auf welche Sie zurückgreifen, hängt zum Teil von Ihren persönlichen Vorlieben ab und zum Teil davon, welche Beschwerden Sie bekämpfen möchten.

Abgesehen von den wenigen Ausnahmen, in denen Sie ein ätherisches Öl unverdünnt verwenden können, müssen Sie es mit einer zweiten Substanz vermischen, damit es sich mit Wasser oder wässrigen Flüssigkeiten verbinden kann. Dieser Vorgang heißt emulgieren, die benötigte Substanz Emulgator und das Ergebnis ist eine Emulsion. Emulgatoren sind etwa Apfelessig, Zitronensaft, Meersalz, Honig, Kokosmilch (in Bio-Qualität) und alle pflanzlichen Öle.

Jedes pflanzliche Öl hat seine eigenen gesundheitsfördernden Eigenschaften, sodass sie mit einer bewusst abgestimmten Kombination aus ätherischem Öl und Pflanzenöl die Wirksamkeit von Ersterem noch erhöhen können. Hier finden Sie kurze Porträts zehn gängiger oder interessanter Trägeröle:

Aloe-Vera-Öl

Botanischer Name: Aloe vera L.

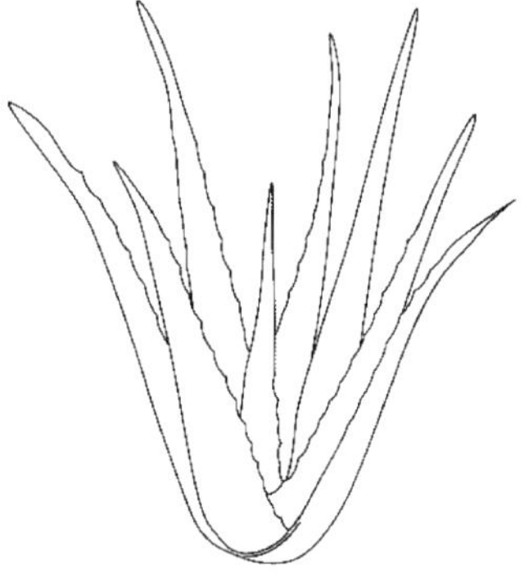

Aloe-Vera-Öl wird hergestellt, indem die kleingeschnittenen Blätter der Aloe-Vera-Pflanze in Soja- oder Rapsöl eingelegt werden. So sind sie ohne weitere Zusätze über einen längeren Zeitraum haltbar.

Dieses Öl versorgt die Haut mit Feuchtigkeit, stärkt ihre Heilungskräfte und fördert die Durchblutung. Es ist ein exzellentes Mittel gegen Sonnenbrand.

Mischen Sie es 10 %-ig mit Lavendelöl, um einen stark beruhigenden Balsam zu erhalten.

Arganöl

Botanischer Name: Argania spinosa L. Skeels

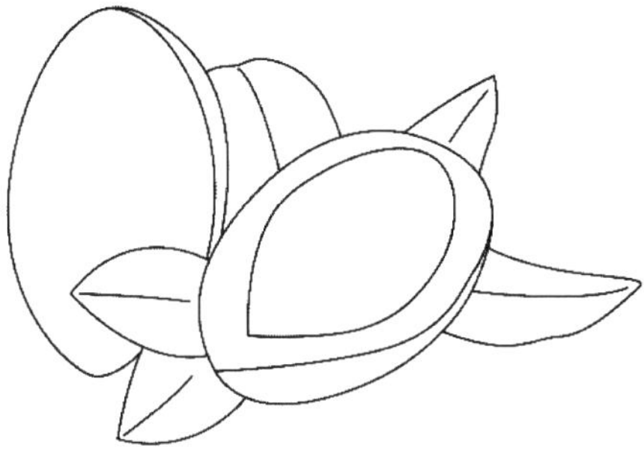

Arganöl wird aus den Früchten des Argan-Baumes gewonnen, der in Marokko heimisch ist. Um verwertbar zu sein, müssen die Früchte zuvor den Verdauungstrakt einer Ziege passiert haben.

Die wichtigste Eigenschaften von Arganöl sind seine antioxidative Wirkung und sein hoher Gehalt an Vitamin E. Deswegen wird es innerlich und äußerlich angewandt, wann immer es um das Thema Anti-Aging geht.

Auch beanspruchte Gelenke sind für eine Einreibung mit Arganöl dankbar. Zudem machen es seine entzündungshemmenden Eigenschaften geeignet, um Neurodermitis und andere entzündliche Hauterkrankungen zu behandeln.

Avocadoöl

Botanischer Name: Persea americana Mill.

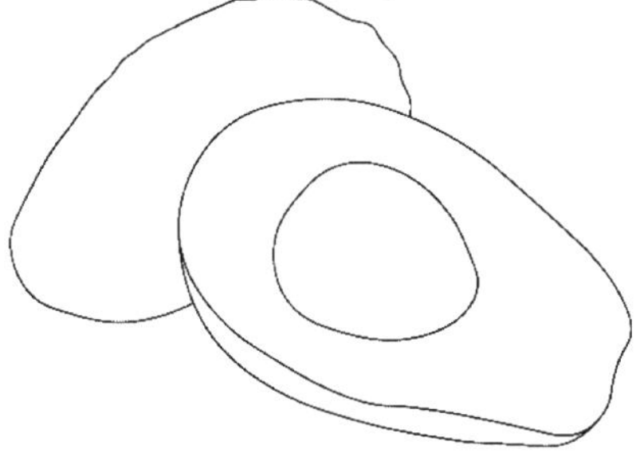

Avocadoöl ist reich an Vitaminen, es nährt die Haut und besitzt einen leichten natürlichen Sonnenschutzfaktor.

Es macht die Haut weich und bindet Feuchtigkeit, sodass es sich ausgezeichnet eignet, um trockene, rissige Stellen an den Ellenbögen, Knien und auf den Fußballen zu behandeln.

Wenn Sie für stark übergewichtige Menschen ätherische Ölmischungen zubereiten, sorgt Avocadoöl dafür, dass sie besser wirken, weil es den Molekülen erleichtert, durch das Fettgewebe zu den Zellen vorzudringen.

Avocadoöl besitzt außerdem den Vorteil, lange haltbar zu sein. In Massageölen muss es allerdings mit anderen Trägern gemischt werden, weil es die Haut nicht ausreichend gleitfähig macht.

Hanföl

Botanischer Name: Cannabis sativa

Innerlich eingenommen ist Hanföl eine ausgezeichnete Quelle an ungesättigten Fettsäuren, speziell Omega-3-Fettsäuren. Manche Ernährungswissenschaftler halten es sogar für das wertvollste aller Speiseöle. Äußerlich angewandt ist es eine Wohltat für raue, entzündete und schuppende Hautstellen. Es lässt sich gut verteilen, zieht gut ein und eignet sich zur Behandlung von Neurodermitis.

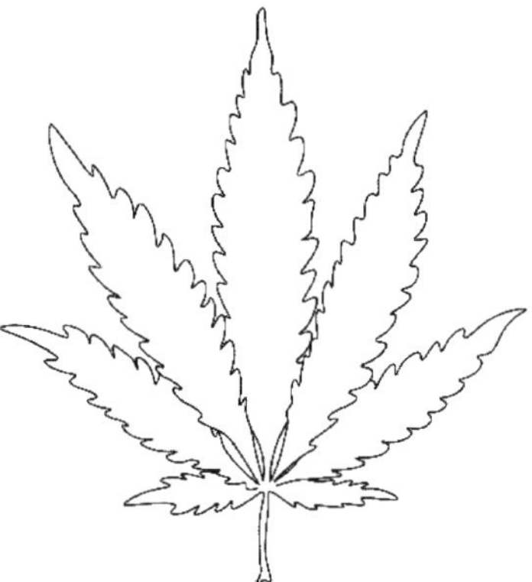

Als 10 %-ige Mischung in Massageölen passt Hanföl am besten zu ätherischen Ölen mit einer herben oder harzigen Duftnote.

Jojobaöl

Botanischer Name: Simmondsia chinensis (Link) C. K. Schneider

Jojobaöl wird aus den Früchten des Jojobastrauchs gewonnen. Chemisch betrachtet ist es ein Wachs, sodass es den Vorteil hat, nicht ranzig werden zu können. Es ist aber nicht unbegrenzt haltbar; nach etwa zweieinhalb Jahren Lagerung hat es sich chemisch so sehr verändert, dass seine gesundheitsfördernde Wirkung verlorengeht.

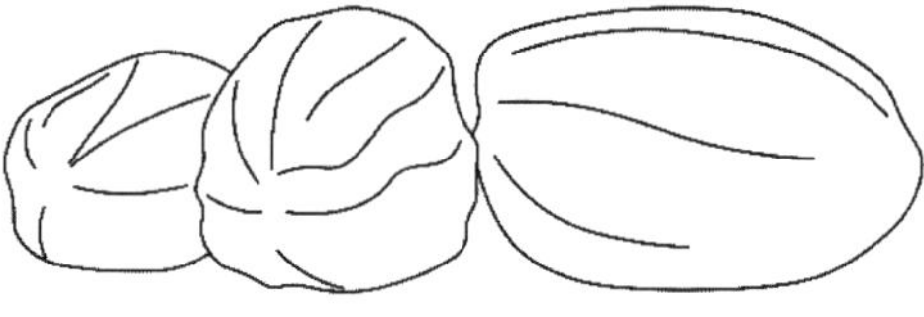

Jojobaöl ist in der Aromatherapie das wichtigste Trägeröl. Es zieht gut ein und hinterlässt auf der Haut keinen Film, sodass es für Menschen besonders gut geeignet ist, die mit fettiger Haut kämpfen. Es reguliert auf der einen Seite

übermäßige Talgproduktion und schützt auf der anderen Seite trockene Haut vor zu starkem Feuchtigkeitsverlust. Bei Entzündungen und Sonnenbrand unterstützt es die Selbstheilung der Haut.

Jojobaöl eignet sich besonders als Träger für erfrischende und belebende ätherische Ölmischungen. Da es selbst fast geruchsneutral ist, passt es zu allen Düften.

Der einzige Nachteil besteht darin, dass es als Massageöl die Haut nicht ausreichend gleitfähig macht und darum für diesen Zweck mit einem anderen Pflanzenöl gemischt werden muss.

Kakaobutter

Botanischer Name: Theobroma Cacao L.

Kakaobutter wird aus den gerösteten Kakaobohnen hergestellt. Sie wird gerne als Grundmaterial für Seifen, Zusätze zum Badewasser und selbst gemachte Lippenpflegestifte benutzt. Ihr wird nachgesagt, Lippenherpes vorbeugen zu können. Kakaobutter pflegt trockene Haut.

Kokosfett/Kokosöl

Botanischer Name: Cocos nucifera L.

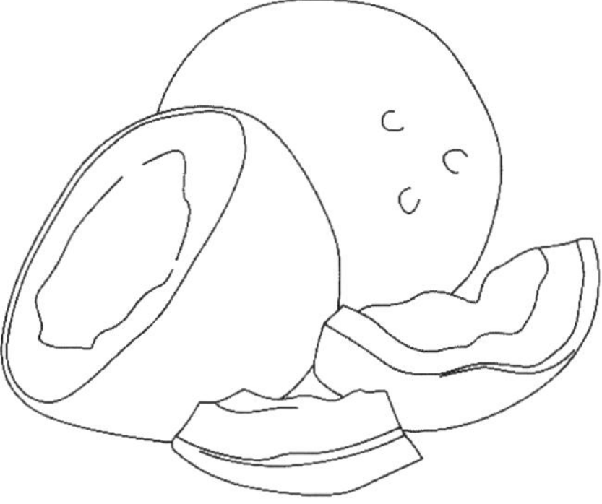

Kokosfett wird aus dem getrocknetem Fruchtfleisch der Kokosnuss (Kopra) gepresst. Über einer Temperatur von 25 °C ist es flüssig, darunter mehr oder weniger fest, darum wird es sowohl als Kokosöl als auch als Kokosfett bezeichnet. Innerlich angewandt hat es viele gesundheitsfördernde Eigenschaften.

Äußerlich zeichnet es sich dadurch aus, schnell einzuziehen und die Haut gut zu pflegen. Gemischt mit Jojobaöl können Sie Kokosöl gegen raue und rissige Stellen an Händen und Füßen anwenden. Diese Mischung eignet sich auch bei Neurodermitis und zum

Anrühren von Haarpackungen. Im Sommer ist Kokosfett kühlend und beruhigend und daher ein hervorragender Träger für Massageöle. Es passt am besten zu ätherischen Ölen aus Gewürzen und schweren Blütendüften.

Mandelöl

Botanischer Name: Prunus dulcis (Mill.) D. A. Well.

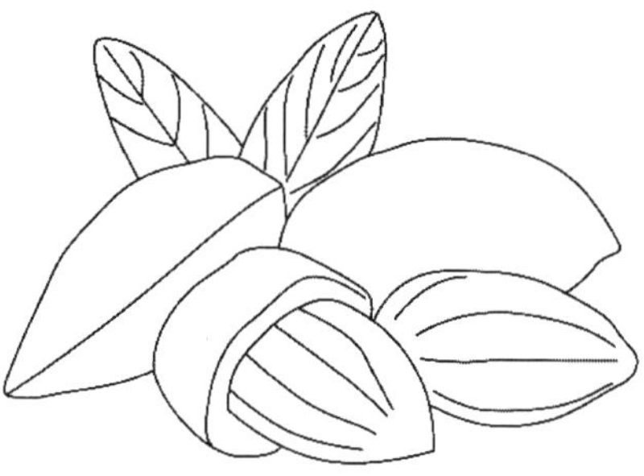

Mandelöl wird aus den Früchten des Mandelbaums gewonnen. Entgegen unserem alltäglichen Sprachgebrauch ist dieser kein Nussbaum, sondern ein Rosengewächs und unter anderem mit Äpfeln und Rosen verwandt. Mandeln sowie alle daraus hergestellten Produkte sind somit für Personen geeignet, die auf Nüsse allergisch reagieren.

Mandelöl ist hierzulande das beliebteste Trägeröl, und zwar sowohl für den Heimgebrauch als auch für die Kosmetikindustrie. Es ist relativ günstig, für alle Hauttypen geeignet, lange haltbar und hat nur einen schwachen Eigengeruch, sodass es mit allen ätherischen Ölen kombiniert werden kann. Angenehm an Mandelöl ist auch, dass es keinen starken Fettfilm auf der Hautoberfläche hinterlässt. Es pflegt trockene, spröde und rissige Haut und ist wegen seiner Milde auch für die Babypflege geeignet.

Sesamöl

Botanischer Name: Sesamum indicum L.

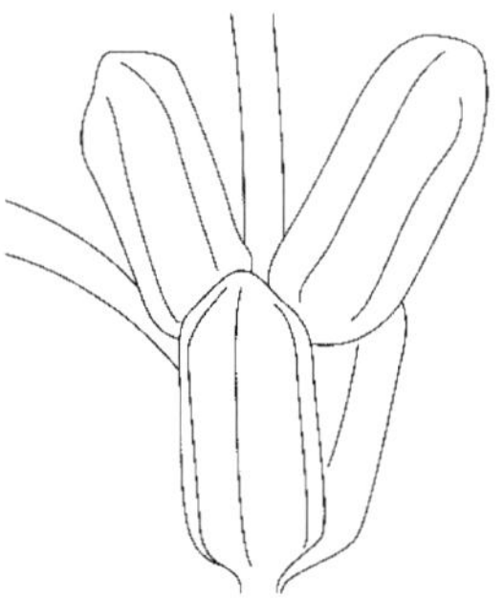

Sesamöl wird aus den Samen des Sesamkrauts gewonnen. Die Kapseln springen von alleine auf, sobald sie reif sind. Dafür müssen die Samen danach mühsam vom Boden aufgesammelt werden. Sesamöl hat einen natürlichen Lichtschutzfaktor in der Stärke 3-4. Es eignet sich als Träger für leichte Massagen, für die Pflege der Haare und der Kopfhaut. Wer an Hitzewallungen oder Neurodermitis leidet, sollte

Sesamöl nicht für Ganzkörperbehandlungen einsetzen.

Sheabutter (Karitébutter, Galambutter)

Botanischer Name: Vitellaria paradoxa C. F. Gaertn.

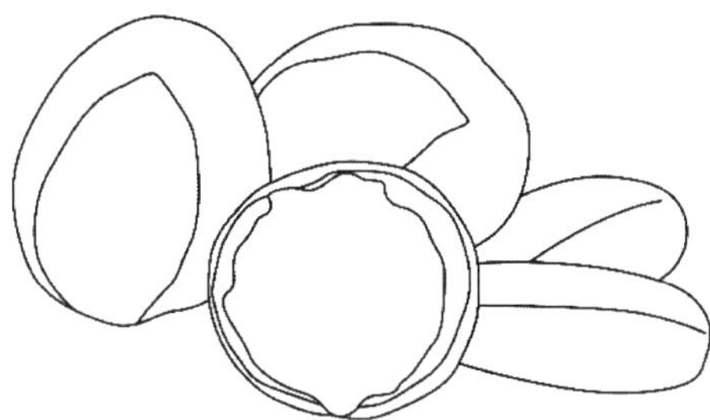

Sheabutter wird aus den Nüssen des Shea-Baumes gewonnen, der in Westafrika heimisch ist. Sie besteht zu 11 % aus unverseifbaren Bestandteilen, d. h. solchen, die übrig bleiben würden, falls man daraus Seife macht. Sie sind wertvoll für die Hautpflege, weil sie diese geschmeidig halten, vor Austrocknung schützen und mit wichtigen Nährstoffen versorgen.

Um Sheabutter in der Aromatherapie oder für Kosmetikprodukte zu verwenden, muss sie mit einem anderen fetten Öl gemeinsam vorsichtig über einem Wasserbad geschmolzen werden. Aus einer 50 %-igen Mischung können Sie etwa einen Balsam für Lippen, Nase oder Brust oder eine Creme gegen Schwangerschaftsstreifen machen. Sheabutter zeichnet sich dadurch aus, dass es gut verträglich ist und Heilungsprozesse unterstützt.

Praktisch alle Pflanzenöle, die Sie in der Küche einsetzen, haben auch gesundheitsfördernde Effekte; Sie können also mit unterschiedlichen Trägerölen experimentieren. Wie auch bei ätherischen Ölen gilt allerdings, dass Sie auf die Qualität achten sollten. Verwenden Sie keine Öle mit synthetischen Zusätzen oder solche, deren Eigenschaften chemisch verändert wurden. Letzteres ist gerade bei Speiseölen häufig der Fall, um etwa einen starken Eigengeruch zu neutralisieren. Welchen Emulgator Sie benutzen, hängt zum einen davon ab, für welche Form der Anwendung Sie sich entscheiden, und zum anderen davon, welche Beschwerden Sie damit behandeln wollen. Viele Emulgatoren haben selbst hautpflegende oder allgemein gesundheitsfördernde Eigenschaften.

Um eine Emulsion mit einer Flüssigkeit herzustellen, geben Sie zwei bis drei Tropfen ätherisches Öl in eine halbe Tasse Flüssigkeit. Bei Honig kommt dieselbe Menge ätherisches Öl auf einen Esslöffel und bei Meersalz wird dieselbe Menge ätherisches Öl mit einer Handvoll Salz verknetet. Danach kann die

Emulsion auf eine der folgenden Arten weiterverwendet werden:

Wannenbad

Nicht geeignet bei niedrigem Blutdruck, Kreislaufproblemen und nach einem Herzinfarkt

Lassen Sie ein Bad mit der gewünschten Temperatur ein und fügen Sie die vorbereitete Emulsion hinzu. Wannenbäder werden besonders bei Atemwegserkrankungen und allgemein im Winter als angenehm empfunden; wählen Sie also am besten ein ätherisches Öl oder eine Mischung, das gegen diese Beschwerden hilft. Kokosmilch als Emulgator ist wiederum ein Geheimtipp, um die Haut besonders weich und glatt zu machen.

Ein Aroma-Bad ist umso wirkungsvoller, je heißer das Wasser ist. Allerdings sollten Sie bei höherer Temperatur nicht lange in der Wanne liegen bleiben. Bleiben Sie auf jeden Fall nur so lange in der Wanne, wie es für Sie angenehm ist.

Falls Sie das Wannenbad auch zur Körperpflege benutzen wollen, tun Sie das kurz bevor Sie aus dem Wasser steigen. Nehmen Sie das Wannenbad tagsüber, sollten Sie danach eine Ruhepause von einer halben Stunde einplanen. Besonders angenehm ist ein Bad am Abend, wenn Sie danach direkt ins Bett gehen können.

Duschpeeling

Für alle, die keine Badewanne zu Hause haben oder ein Wannenbad nicht vertragen, ist ein Duschpeeling die Alternative. Es wirkt besonders gut bei Durchblutungsstörungen, Verspannungen und Schmerzen aller Art. Richten Sie ein Päckchen Natron oder eine halbe Tasse Meersalz als Emulgator sowie ein ätherisches Öl nach Wahl her.

Duschen Sie ganz normal und drehen Sie danach das Wasser ab. Geben Sie zwei bis drei Tropfen ätherisches Öl zu dem Emulgator, verkneten Sie alles miteinander und reiben Sie danach den gesamten Körper mit der Mischung ab. Das können Sie mit einem Waschhandschuh oder mit der nackten Hand tun. Lassen Sie das Peeling ein bis zwei Minuten einwirken und spülen Sie es danach ab.

Fußbad
Nicht geeignet bei Krampfadern und Lymphödemen

Fußbäder dienen vor allem der Entspannung und Erwärmung. Über die Fußsohlen werden ätherische Öle besonders gut aufgenommen; das ist auch ein Trick, falls ein bestimmtes Öl bei Ihnen sonst Hautrötungen verursacht.

Füllen Sie eine geeignete Schüssel oder Wanne mit Wasser mit einer für Sie angenehmen Temperatur. Im Sommer sind lauwarme Fußbäder erfrischend. Geben Sie die vorbereitete Emulsion hinein und baden Sie Ihre Füße für zehn Minuten. Im Winter empfiehlt es sich, nach dem gründlichen Abtrocknen warme Socken anzuziehen, damit die Wärme länger erhalten bleibt.

Massage
Nicht geeignet bei Krebs

Massieren Sie keine Körperstellen, an denen die Haut gereizt, entzündet, offen oder kürzlich vernarbt ist oder wo unmittelbar darunter ein Knochen liegt.

Für eine Aroma-Massage wird als Emulgator ein kaltgepresstes Pflanzenöl ohne Zusätze verwendet.

Einreibung
Eine Einreibung ist die schnellere und besser verträgliche Alternative zur Massage.

Benutzen Sie als Träger eine Körperlotion, die nur pflanzliche Inhaltsstoffe enthält, also frei von Parfum und synthetischen Zusätzen ist. Geben Sie etwa 2-3 EL davon auf die Handfläche, vermischen Sie die Lotion mit 5-7 Tropfen ätherischem Öl und verreiben Sie die Mischung an der gewünschten Stelle. Für eine Einreibung können Sie ein einzelnes ätherisches Öl verwenden oder eine Mischung aus bis zu drei Komponenten.

Kompresse
Nicht geeignet vor Operationen, bei Krebs, Herz- und Nierenerkrankungen und für hitzeempfindliche Personen

Kompressen wirken gegen lokalisierbare Schmerzen und Verspannungen. Um eine andere Person mit einer Kompresse zu behandeln, emulgieren Sie zwei bis drei Tropfen ätherisches Öl in 2 EL Apfelessig oder Zitronensaft oder in einer Handvoll Meersalz und geben die Mischung in eine Schüssel mit kochend heißem Wasser. Falten Sie ein Hand- oder Geschirrtuch der Länge nach zusammen und tauchen Sie es so in die Schüssel, dass die Ecken trocken bleiben. Ziehen Sie die Kompresse danach auseinander und wringen Sie sie gründlich aus. Legen Sie die Kompresse auf die betroffene Stelle. Sollte Sie noch zu heiß sein, heben Sie sie immer wieder kurz an, bis die Temperatur angenehm ist. Schlingen Sie die trockenen Enden des Tuchs um die eingeweichten und legen Sie ein Handtuch und eine Wolldecke darüber. Falls es erträglich ist, können Sie zusätzlich einen Thermophor unter die Wolldecke legen.

Belassen Sie die Kompresse so, bis sie abgekühlt ist. Wiederholen Sie den Vorgang ein bis zwei Mal und spülen Sie die Stelle danach mit lauwarmem Wasser ab.

Inhalation

Nicht geeignet für kleine Kinder und alte Menschen, bei Erkrankungen des Herzens, des Kreislaufs, der Augen, der Gefäße und bei Hautentzündungen

Inhalationen helfen vor allem bei Erkältungen und Atemwegserkrankungen und können das Hautbild verbessern.

Bringen Sie einen bis anderthalb Liter Wasser zum Kochen und geben Sie zwei bis drei Tropfen ätherisches Öl dazu. Ein Emulgator ist in diesem Fall nicht nötig. Setzen Sie sich so nahe an den Topf, wie es für Sie angenehm ist, breiten Sie ein Handtuch über Kopf und Topf und inhalieren Sie den Dampf zehn Minuten lang.

Duftlampe

Bei einer Duftlampe verdampft eine Kerze das ätherische Öl, das sich in einem darüberliegenden Gefäß mit Wasser befindet.

Achten Sie darauf, dass Sie nicht zu viel ätherisches Öl nehmen und immer genügend Wasser in der Duftlampe ist. Lassen Sie die Lampe darum nicht unbeaufsichtigt. Auch mit Aufsicht sollte eine Duftlampe nicht länger als eine Stunde am Stück brennen. Sie ist also nicht für die Anwendung über Nacht geeignet.

Aroma-Diffuser

Ein Aroma-Diffuser ist ein elektrisches Gerät, das Ultraschallwellen erzeugt. Mit diesen werden die Moleküle des ätherischen Öls im Raum verteilt.

Die Anwendungsmöglichkeiten sind dieselben wie bei einer Duftlampe. Diffuser haben aber den Vorteil, dass die ätherischen Öle nicht erhitzt werden und somit ihre gesamte Wirkkraft erhalten bleibt.

Ätherische Öle in der Küche

Sie denken sich vielleicht jetzt, was, ätherische Öle in der Küche? Habe ich ja noch nie gehört. Dabei ist das etwas ganz Normales und allgemein Bekanntes. Rosenwasser zum Beispiel, das man unter anderem braucht, um Marzipan herzustellen, ist ja nichts anderes als Rosenhydrolat. Sie haben vielleicht schon Vanille-Extrakt zum Backen verwendet. Ätherische Öle wie Zitronenöl oder Orangenöl findet man beispielsweise in Kräutertees, denen sie ihr Aroma verleihen.

Wenige Tropfen eines ätherischen Öls reichen, um ein Produkt intensiv nach dem Ausgangsstoff riechen und schmecken zu lassen. Doch Sie können zum Backen und Kochen nicht nur die ätherischen Öle verwenden, die Sie vielleicht mit Süßspeisen in Verbindung bringen würden, und es geht bei Ihrer Anwendung in der Küche nicht nur um Duft oder Geschmack alleine, sondern auch um den gesundheitlichen Nutzen.

Im Prinzip ist das Würzen mit ätherischen Ölen eine Form ihrer inneren Anwendung. Sie enthalten beispielsweise viele sekundäre Pflanzenstoffe, die ein wichtiger Bestandteil einer gesunden, ausgewogenen Ernährung sind und beispielsweise Tumorwachstum vorbeugen können. Beim Erhitzen gehen die in Lebensmitteln enthaltenen sekundären Pflanzenstoffe oft verloren, sodass es umso besser ist, wenn sie über ätherische Öle einem Gericht wieder auf natürliche Weise hinzugefügt werden können.

Beim Kochen mit ätherischen Ölen müssen Sie nur ein paar Hinweise berücksichtigen:

- Wenn in der Aromatherapie generell gilt, dass Sie auf möglichst hochwertige Produkte achten sollten, ist das hier ein absolutes Muss: Verwenden Sie zum Kochen und Backen nur naturreine ätherische Öle in Bio-Qualität.
- Verwenden Sie kein Pfefferminzöl, wenn Kinder mitessen.
- Schwangere sollten kein Gewürznelkenöl, Ingweröl oder Zimtöl zu sich nehmen.
- Es gibt drei verschiedene ätherische Zimtöle; zum Kochen und Backen ist nur Zimtblätteröl geeignet. Die anderen beiden Varianten sind zu scharf.
- Fügen Sie ätherische Öle bei warmen Speisen erst unmittelbar vor dem Servieren hinzu, damit sie sich nicht gleich wieder verflüchtigen.
- Seien Sie sehr vorsichtig beim Abschmecken. Allerkleinste Mengen ätherisches Öl genügen in der Regel zur Aromatisierung und schon ein Tropfen zu viel kann das ganze Gericht ungenießbar machen.
- Auch beim Kochen und Backen brauchen Sie einen Emulgator für ätherische Öle. Sie können zu diesem Zweck etwas Zucker oder Salz mit ein paar Tropfen Öl vermischen, aber generell gilt, dass ein Emulgator umso besser geeignet ist, je mehr Fett er enthält. In Frage kommen Honig, Ahornsirup, Senf, Sojasauce, Essig, Zitronensaft, tierische und pflanzliche Milch, Eigelb, Butter, Margarine[1], Mayonnaise, alle Nussmuse, Mandelmus, Sesammus (Tahin), alle naturreinen Pflanzenöle und Alkohol (etwa Wein, Rum oder Sherry).

Verrühren Sie den Emulgator und das ätherische Öl kurz mit einer Gabel und fügen Sie die Mischung dann Ihrer Speise hinzu. Auf diese Weise können Sie es auch leicht vermeiden, ein Gericht durch eine zu starke Dosierung zu verderben.

Um mit ätherischen Ölen zu kochen und zu backen, brauchen Sie weder ein

[1] Margarine ist zwar als Emulgator geeignet, aber Ihrer Gesundheit nicht zuträglich. Verwenden Sie stattdessen Butter zum Backen und Kochen und fürchten Sie sich auf keinen Fall vor Schlaganfällen, Arterienverkalkung und anderen Krankheiten. Der lang unterstellte Zusammenhang zwischen ihnen und einem hohen Konsum von gesättigten Fettsäuren, wie sie etwa in Butter enthalten sind, ist mittlerweile widerlegt.

eigenes Kochbuch noch müssen die Gerichte aufwändig sein – auch wenn das Beispiel Marzipan etwas anderes anzudeuten scheint. Sie können jedem Gericht ein von seiner Note her passendes ätherisches Öl beifügen und speziell entwickelte Rezepte müssen nicht kompliziert sein. Davon wird Sie das folgende Beispiel für Ihren nächsten Grillabend bestimmt überzeugen:

Aroma-Kräuterbutter (Rezept von Irene Dalichow)

1 Handvoll frische Kräuter nach Geschmack (zum Beispiel Dille, Thymian, Rosmarin, Salbei, Liebstöckl, …)

¼ kg Butter, zimmerwarm

1 Tropfen von einem oder zweien der folgenden ätherischen Öle: Zitrone, Limette, Rosmarin, Zitronengras

Meersalz, Pfeffer

Waschen Sie die Kräuter einzeln, tupfen Sie sie trocken und hacken Sie sie möglichst fein.

Vermischen Sie alle Zutaten mit einer Gabel.

Stellen Sie die Kräuterbutter in einem verschließbaren Gefäß kühl, aber nicht zu kalt.

Selbstgemachte Seife

Ätherische Öle sind eine mögliche Zutat in selbstgemachten Seifen. Dann werden sie in erster Linie wegen ihres Geruchs und ihrer hautpflegenden Eigenschaften ausgewählt, aber auch andere gesundheitsfördernde Eigenschaften können sich entfalten, weil sie in der Seife genauso über die Haut in den Körper aufgenommen werden wie bei den anderen äußerlichen Anwendungen. Lesen Sie eine einschlägige Einführung, falls Sie sich für das Seifensieden interessieren, denn das ist noch einmal ein eigenes Thema.

Die 50 hilfreichsten ätherischen Öle

Die 50 ätherischen Öle, deren Porträts Sie auf den folgenden Seiten finden, sind zum einen viele. Falls Sie noch keine Erfahrung mit Aromatherapie haben, mag Ihnen die Fülle verwirrend vorkommen, wie ein Überschuss an Informationen, die Sie unmöglich alle aufnehmen können. Und tatsächlich reichen für den Einstieg und auch für eine solide Grundausstattung wesentlich weniger.

Zum anderen sind 50 ätherische Öle sehr wenig. Wenn Sie sich einmal auf den Webseiten großer Hersteller umsehen, werden Sie dort ein Angebot entdecken, das mehrere hundert Öle umfasst. Jedes ätherische Öl hat seine Vorzüge, einige haben allerdings auch Nachteile, seien es nun Bedenken im Hinblick auf Arten- und Umweltschutz oder problematische Inhaltsstoffe. Nehmen Sie darum die 50 Öle hier und die Hunderte an anderer Stelle als Einladung, um auf Entdeckungsreise zu gehen. Die hier präsentierte Auswahl soll Ihnen dabei helfen, Ihre eigenen Vorlieben zu entdecken, und sobald Sie diese kennen, werden Sie wahrscheinlich auch leicht über das hier gebotene Wissen hinausgehen.

ALANT

Alantöl wird aus den Wurzeln eines Korbblütlers gewonnen, der einer Sonnenblume ähnelt und in vielen Gärten steht.

Botanischer Name: Inula helenium L.

Haltbarkeit des ätherischen Öls: fünf Jahre

Hinweis: Alantöl kann Hautreizungen hervorrufen. Es sollte immer stark verdünnt werden. Falls Ihre Haut empfindlich ist, testen Sie es am besten vor dem ersten Gebrauch.

Körperliche Wirkung
Es ist ein sehr effektiver Schleimlöser und wird darum zum Inhalieren bei Erkältungen eingesetzt. Bei Nebenhöhlenbeschwerden hilft ein Balsam mit

Alantöl für die Nase oder gegen Husten.

Nasenbalsam

Rezept von Eliane Zimmermann

Schmelzen Sie 20 g Sheabutter und 5 g Olivenöl über einem Wasserbad und geben Sie 5 Tropfen Speiklavendelöl, 1 Tropfen Alantöl, 1 Tropfen Koriandersamenöl und 1 Tropfen Myrtenöl (Andentyp) dazu.

ANGELIKA (ENGELWURZ)

Botanischer Name: Angelica archangelica L.

Haltbarkeit des ätherischen Öls: drei Jahre

Hinweis: Angelikaöl kann aus den Wurzeln eines Doldengewächses oder aus den Samen gewonnen werden. Aus der Wurzel gewonnenes Öl ist fotosensitiv, nicht aber Öl aus den Samen.

Körperliche Wirkung

Angelikaöl ist ein Kräftigungsmittel. Es stabilisiert das Immunsystem, aber auch die Psyche.

Seelische Wirkung

Angelikaöl beruhigt den Geist und hilft deswegen bei Schlafstörungen, Angst- und Erschöpfungszuständen. Auch psychisch bedingte Magenschmerzen können damit behandelt werden, entweder durch eine Bauchkompresse oder das folgende Rezept:

Trunk bei nervösen Magenschmerzen

Rezept von Eliane Zimmermann

Vermischen Sie 1 Tropfen Angelikaöl mit 10 ml Wodka und 2 ml Sanddornfruchtfleischöl durch Schütteln gut miteinander und nehmen Sie eine Woche lang drei Mal täglich 5 Tropfen ein.

ANIS

Anisöl wird aus den Samen eines Doldenblütlers gewonnen.

Botanischer Name: Pimpinella anisum, Anisi Cutheroleum

Haltbarkeit des ätherischen Öls: drei bis vier Jahre

Hinweis: Anisöl ist nur für kurzzeitige Anwendungen geeignet. Es ist fotosensitiv und kann die Haut reizen. Es muss immer stark verdünnt werden und ist nicht für kleine Kinder und Schwangere geeignet. Es kann innerlich und äußerlich verwendet werden.

Lange Zeit war nur das ätherische Öl von Pimpinella anisum erhältlich, aber seit einigen Jahren wird auch Öl aus Sternanis (Illicium verum) gewonnen. Die unten beschriebene therapeutische Wirkung lässt sich mit Sternanisöl nicht erzielen.

Körperliche Wirkung

Das wichtigste Einsatzgebiet von Anisöl sind die verschiedenen Erkältungskrankheiten. Ist eine von ihnen ausgebrochen, empfinden Betroffene es schon als wohltuend, nur daran zu riechen. Es löst den Schleim und fördert den Auswurf.

Außerdem wirkt sich Anisöl wohltuend auf den Verdauungsapparat aus. Es löst Blähungen, wirkt harntreibend und verdauungsfördernd. Auch verkrampfte Muskeln an anderen Körperstellen können mit Anisöl gelockert werden.

Anisöl tötet Pilze und Parasiten. Sie können es einsetzen, um Läuse, Zecken, Flöhe und Milben zu vertreiben. In der Stillperiode regt es die Milchbildung an.

Seelische Wirkung

Anisöl löst Ängste und innere Blockaden. Es wirkt entspannend, ausgleichend, anregend und mildert das Gefühl, gestresst zu sein.

BASILIKUM

Basilikumöl wird aus dem Kraut eines Lippenblütlers gewonnen.

Botanischer Name: Ocimum basilicum L.

Haltbarkeit des ätherischen Öls: drei Jahre

Hinweise: nicht geeignet in der Schwangerschaft

Tulsi/Tulasi/Holy Basil (Ocimum tenuiflorum L.) muss immer stark verdünnt werden.

Zitronenbasilikum ist besonders gut für Ölmischungen geeignet, weil es nicht so intensiv riecht.

Körperliche Wirkung

Tulsi kräftigt und ist sehr wirksam bei Infektionen.

Seelische Wirkung

Basilikumöl entspannt und beruhigt die Nerven. Es eignet sich bei Schlaflosigkeit, innerer Anspannung, Depressionen und psychisch bedingter Migräne. Außerdem ist es eine gute Unterstützung in Prüfungssituationen und bei Bewerbungsgesprächen.

Ölmischung gegen Prüfungsangst

Rezept von Eliane Zimmermann

Vermischen Sie 4 Tropfen Limettenöl, 1 Tropfen Pfefferminzöl und 1 Tropfen Zitronenbasilikumöl mit 10 ml Jojobaöl. Verreiben Sie die Mischung vor und während der Prüfung auf dem Pulsbereich.

BERGAMOTTE

Bergamottöl wird aus den Schalen einer Zitrusfrucht gewonnen, die aus einer Kreuzung von Blutorange und Zitrone hervorging.

Botanischer Name: Citrus bergamia Risso et Poit.

Haltbarkeit des ätherischen Öls: drei Jahre. Bergamottöl ist von allen Zitrusölen am längsten haltbar, weil es ähnlich zusammengesetzt ist wie Lavendelöl.

Hinweis: Bergamottöl ist fotosensitiv. Gehen Sie vier Stunden nach der Anwendung nicht in die Sonne, weil die UV-Strahlen im Sonnenlicht sonst braune Flecken auf der Haut verursachen können. In einer Duftlampe bzw. im Aroma-Diffuser, am Abend und im Winter angewandt entstehen keine Probleme.

Achten Sie besonders auf die Vertrauenswürdigkeit des Händlers, weil Bergamottöl häufig gefälscht wird.

Körperliche Wirkung

Bergamottöl wirkt auf der Haut entzündungshemmend, unterstützt die Wundheilung und die Regeneration der Zellen. Es hilft gegen Fieberblasen und Ekzeme.

Auch Beschwerden des Verdauungsapparates können Sie mit Bergamottöl behandeln. Es fördert den Appetit und die Verdauungstätigkeit und lindert Blähungen und Übelkeit.

In einer Gurgellösung hilft es bei Halsschmerzen, ein Sitzbad kann eine sich ankündigende Blasenentzündung noch aufhalten.

Gurgellösung

Rezept von Eliane Zimmermann

Vermischen Sie eine Tasse Meersalz mit einem Tropfen Bergamottöl, einem Tropfen Zitronenöl und einem Tropfen Teebaumöl in einem verschließbaren Glas gut miteinander. Verwenden Sie zum Gurgeln 1 TL der Mischung auf ein Glas lauwarmes Wasser.

Dieselbe Mischung können Sie für ein Sitzbad gegen Blasenentzündung verwenden.

Seelische Wirkung

Bergamottöl hat eine stark beruhigende Wirkung und fördert darum Klarheit, Ruhe, Entspannung und Gelassenheit.

Es hellt die Stimmung stark auf, sodass es gegen Depressionen hilft, vor allem, wenn sie saisonal bedingt sind (sogenannte Winterdepression).

CAJEPUT

Cajeputöl wird aus den Blättern und Zweigen des in Ostasien beheimateten Cajeput-Baums gewonnen.

Botanischer Name: Melaleuca cajuputi Powell

Haltbarkeit des ätherischen Öls: drei bis vier Jahre

Körperliche Wirkung

Cajeputöl wird vor allem bei Erkältungskrankheiten eingesetzt, weil es ähnlich zusammengesetzt ist wie Eukalyptusöl.

Zudem ist es entzündungshemmend, schmerzlindernd und fördert die Durchblutung. Das macht es zu einem guten Gegenmittel bei Krampfadern, Hämorrhoiden, Genitalherpes, Rheuma und Neuralgien. Auch Ohrenschmerzen bei Kindern lassen sich damit gut behandeln.

CISTROSE

Die Cistrose ist trotz ihres Namens nicht mit der Rose verwandt, sondern gehört einer eigenen botanischen Gruppe an. Das ätherische Öl wird aus ihren Blättern und Zweigen gewonnen, wobei es zwei Möglichkeiten gibt. Das „echte" Öl entsteht durch Destillation der mit Harz getränkten Blätter und Zweige. Eine Hexan-Extraktion liefert aus demselben Rohstoff Labdanum-Resinoid.

Botanischer Name: Cistus ladanifer L.

Haltbarkeit des ätherischen Öls: drei Jahre

Körperliche Wirkung

Cistrosenöl ist besonders effektiv bei der Behandlung von kleinen Schnittwunden. Wenn Sie eine Wunde mit einem oder zwei Tropfen Öl beträufeln, können Sie ihr geradezu beim Verheilen zusehen.

Da es Viren abtötet, wird es auch gegen Kinderkrankheiten wie Windpocken, Keuchhusten und Röteln eingesetzt.

Einzelne Studien deuten darauf hin, dass Cistrosenöl die Symptome von Multipler Sklerose lindern kann. Es bringt alle Körpersysteme wieder ins Lot, die aus dem Takt geraten sind.

Seelische Wirkung

Cistrosenöl hilft dabei, seelische Verletzungen zu heilen, und löst unbewusste Inhalte. Um es über einen längeren Zeitraum für diesen Zweck anzuwenden, braucht es aber bereits einige Erfahrung mit Aromatherapie.

COPAIBA

Copaibaöl wird aus dem Harz eines Baumes gewonnen, der im tropischen Regenwald heimisch ist.

Botanischer Name: Copaifera reticulata

Haltbarkeit des ätherischen Öls: drei bis vier Jahre

Hinweis: Es ist besonders mild und darum sehr gut für die Behandlung von Kindern geeignet.

Körperliche Wirkung

Copaibaöl ist effektiv bei allen Arten von Entzündungen und wirkt schleimlösend. Zudem schützt es den Magen.

Verdünnt kann es auf entzündete Stellen gerieben werden, bei Zahnfleischentzündungen auch auf den Gaumen und das Zahnfleisch. Bei Mandelentzündungen wird der Hals äußerlich eingerieben oder 1 Tropfen Copaibaöl in 1 EL Honig emulgiert und gegessen.

EUKALYPTUS

Gegenwärtig werden 113 verschiedene Eukalyptus-Arten unterschieden. Das ätherische Öl wird aus den Blättern und Zweigen mehrerer von ihnen hergestellt, die auch leicht voneinander abweichende Eigenschaften aufweisen.

Eucalyptus globolus Labill.

Haltbarkeit des ätherischen Öls: zwei bis drei Jahre

Hinweis: Eucalyptus globolus hat eine sehr starke Wirkung und wird nur verdünnt verkauft. Dieses ätherische Öl ist darum nicht für Säuglinge und Kleinkinder geeignet. Es sollte nur äußerlich angewandt werden.

Körperlich wird Eukalyptus vor allem gegen Viren und Bakterien eingesetzt sowie bei Atemwegserkrankungen wie Asthma und Nebenhöhlenentzündungen. Das ätherische Öl hilft bei Masern, Windpocken, Hautinfektionen und Blasenentzündungen. Es lindert Krämpfe und Schmerzen und senkt Fieber.

Seelisch stimuliert oder beruhigt es, je nach Bedarf. Auch Wetterfühligkeit kann damit gemildert werden.

Eucalyptus radiata Sieber ex DC., Eucalyptus smithii R. T. Baker

Diese Sorten haben dieselbe Wirkung wie Eucalyptus globolus, sind aber milder und schon ab dem Kindergartenalter geeignet. Cajeputöl ist für Kinder allerdings insgesamt besser verträglich und weist ganz ähnliche Eigenschaften auf.

Zitroneneukalyptus

Botanischer Name: Corymbia citriodora (Hook.) K. D. Hill, Eucalyptus staigeriana F. Muell. ex F. M. Bailey

Haltbarkeit des ätherischen Öls: zwei Jahre

Hinweis: Zitroneneukalyptus sollte schwach dosiert werden (unter 1 %), damit er beruhigend wirkt und die Haut nicht reizt.

Zitroneneukalyptus ist auch für Kinder geeignet. Körperlich wirkt das ätherische Öl entzündungshemmend, es tötet Viren ab und vertreibt Insekten.

Bei Knie-, Rücken- und Muskelschmerzen empfiehlt sich eine Massage mit folgendem Balsam (Rezept von Eliane Zimmermann): Mischen Sie 2 Tropfen Zitroneneukalyptusöl, 2 Tropfen Öl von Eucalyptus staigeriana, 2 Tropfen Öl von Eucalyptus radiata, 2 Tropfen Myrtenöl (Andentyp) und 2 Tropfen Rosen-Absolue mit 50 ml Johanniskrautmazerat.

Seelisch wirkt Zitroneneukalyptus entspannend, kann aber auch lethargische und geschwächte Menschen anregen und die kindliche Fantasie stärken.

FENCHEL

Fenchelöl wird aus den Früchten eines Doldengewächses gewonnen.

Botanischer Name: Foeniculum vulgare var. Dulce Batt. et. Trab.

Haltbarkeit des ätherischen Öls: drei Jahre

Hinweis: Fenchelöl ist nicht geeignet für Schwangere, Epileptiker, allgemein extrem reizbare Menschen sowie Frauen, die an einer hormonell bedingten Form von Brustkrebs leiden.

Für Kleinkinder muss Fenchelöl stark verdünnt werden.

Es gibt eine bittere Version des Öls, die wegen ihrer Nebenwirkungen nicht zum Gebrauch empfohlen wird. Hier geht es nur um das süße Fenchelöl.

Körperliche Wirkung

Fenchelöl hilft bei Verdauungsproblemen wie Blähungen und Verstopfungen, es ist harntreibend und reguliert die Magensäureproduktion.

Wegen seiner östrogenartigen Eigenschaften fördert es die Menstruation sowie die Milchbildung in der Stillperiode und hilft bei Beschwerden in den Wechseljahren.

Außerdem ist Fenchelöl antiseptisch, schleimlösend und krampflösend. Darum hilft es bei Bronchitis und Rheuma. Seine entgiftende Wirkung bewährt sich bei Gicht und Cellulite.

Seelische Wirkung

Fenchelöl stärkt und beruhigt. Es kann begleitend beim Geburtsvorgang eingesetzt werden.

GEWÜRZNELKE

Nelkenöl wird entweder aus den Knospen des Nelkenbaums destilliert oder aus seinen Blättern. Das Blätteröl ist billiger, riecht aber unangenehm und ist weniger gut verträglich.

Botanischer Name: Syzygium aromaticum Merr. et L. M. Perry

Haltbarkeit des ätherischen Öls: fünf Jahre

Hinweise: Nelkenöl kann die Haut reizen und darf nicht in der Schwangerschaft angewandt werden, weil es die Gebärmutter anregt. Hebammen setzen es allerdings aus genau diesem Grund ein, um eine Geburt einzuleiten, wenn der errechnete Termin vorbei ist.

Körperliche Wirkung

Nelkenöl wirkt stark antibakteriell und leicht betäubend, darum wird es in der Zahnheilkunde eingesetzt, bei Bronchitis, Erkältung, Halsschmerzen und Mandelentzündungen. Insbesondere das Knospenöl wirkt bei Rheuma, Arthritis und verhärteten Muskeln schmerzlindernd und wärmend.

Es löst Krämpfe und hilft gegen Blähungen. Es wird auch gegen Akne, Wunden, Fußpilz und zur Abwehr von Insekten eingesetzt.

Fußbad gegen Erkältungen

Rezept von Eliane Zimmermann

Emulgieren Sie 3 Tropfen Lavendelöl, 1 Tropfen Nelkenöl von den Knospen, 1 Tropfen Oreganoöl und 1 Tropfen Thymianöl in 2 EL Honig oder einer Tasse Meersalz. Lösen Sie die Emulsion in warmem Wasser auf und verwenden Sie sie dann für ein Fußbad wie in der Einführung beschrieben.

Seelische Wirkung

Nelkenöl wirkt kräftigend, anregend und stimmungsaufhellend. Es fördert das logische Denken und die Konzentration. Es kann gegen Prüfungsangst eingesetzt werden.

GRAPEFRUIT

Grapefruitöl wird aus den Schalen einer Zitrusfrucht gewonnen.

Botanischer Name: Citrus x paradisi Macfad.

Haltbarkeit des ätherischen Öls: 1, 5 Jahre. Danach kann es die Haut reizen, insbesondere bei einem Wannenbad.

Hinweise: Nach der Anwendung sollte man 24 Stunden nicht in die Sonne gehen, da Grapefruitöl braune Flecken auf der Haut hervorrufen kann.

Körperliche Wirkung

Grapefruitöl entgiftet. Es stimuliert die Lymphe, fördert die Durchblutung und den Harnfluss, reinigt das Blut und hilft bei Cellulite, gestauten Venen und unreiner Haut. Es hilft bei Erkältungen und Schüttelfrost. Es zügelt den Appetit und kann gemeinsam mit Vanilleöl das Abnehmen unterstützen. Als Massageöl kräftigt es vor und nach dem Sport.

Seelische Wirkung

Einer wissenschaftlichen Studie zufolge werden Frauen, die sich mit Grapefruitöl parfümieren, durchschnittlich für sechs Jahre jünger gehalten als sie tatsächlich sind. Es ist stärkend und anregend. Darum wirkt es gegen nervöse Erschöpfung und Jetlag.

Grapefruitöl hellt die Stimmung auf (auch bei Depressionen), macht zufrieden und glücklich. Es ist eine sehr gute Zutat für Raumsprays.

Raumspray für geistige Klarheit

Rezept von Eliane Zimmermann

Vermischen Sie 10 Tropfen Bergamottöl, je 5 Tropfen Limetten-, Zitronen und Grapefruitöl, 2 Tropfen Rhododendronöl, 2 Tropfen Myrtenöl (Andentyp), 2 Tropfen Magnolienblätteröl, 2 Tropfen Wacholderöl und 2 Tropfen Atlaszederöl gut mit 50 ml Wodka oder Kornschnaps.

IMMORTELLE (STROHBLUME, CURRYKRAUT)

Immortellenöl wird aus dem blühenden Kraut eines Busches aus der Gruppe der Korbblütler gewonnen.

Botanischer Name: Helichrysum italicum (Roth) D. Don

Haltbarkeit des ätherischen Öls: fünf Jahre

Körperliche Wirkung

Das wichtigste Einsatzgebiet von Immortellenöl sind Sportverletzungen. Ein paar Tropfen pur aufgetragen bringen blaue Flecken zum Verschwinden. Ebenfalls ein paar unverdünnte Tropfen, die sofort nach dem Vorfall aufgetragen werden, helfen gegen Prellungen, Zerrungen und Verstauchungen. Das ätherische Öl verhindert, dass die betroffene Stelle zu stark anschwillt, und lindert die aufkommenden Schmerzen.

Körperöl gegen blaue Flecken

Rezept von Eliane Zimmermann

Mischen Sie 10 ml Johanniskrautmazerat mit 5 Tropfen Immortelllenöl und 10 Tropfen Lavendelöl oder Lavandinöl.

Helichrysum gymnocephalum

Diese Art stammt aus Madagaskar. Sie wirkt stark antibakteriell und ist besonders bei Zahnfleischentzündungen effektiv.

Seelische Wirkung

Immortellenöl hilft dabei, seelische Verletzungen zu heilen. Es kann dazu auch über längere Zeit hinweg eingesetzt werden, muss dann aber stark verdünnt werden. Für diesen Zweck empfiehlt sich eine Mischung mit einem Blütenduft, Mandarinen- oder Grapefruitöl. Diese kann in einem Wannenbad, in einem Massageöl oder in der Duftlampe bzw. im Aroma-Diffuser verwendet werden.

Auch durch Stress verursachte Ekzeme und Hautrötungen lassen sich mit Immortellenöl lindern.

INGWER

Ingweröl wird aus der Wurzel der Ingwerpflanze gewonnen, wobei es drei Verfahren gibt. Das Öl, das durch Alkoholextraktion hergestellt wird, reizt die Haut. Durch Kohlendioxid-Extraktion wird ein feurig-scharfes Öl gewonnen, das die Schleimhäute angreift. Aus den getrockneten Wurzeln destilliertes Öl ist milder, aber auch dieses ist nicht für Kinder geeignet.

Botanischer Name: Zingiber officinale Roscoe

Haltbarkeit des ätherischen Öls: fünf Jahre

Hinweis: Schwangere sollten Ingweröl nur äußerlich anwenden. Bei Menschen, die an einer Blutgerinnungsstörung leiden und/oder „Blutverdünner“ wie Macumar und Aspirin einnehmen, sollte es nur selten angewandt werden.

Zur Verdünnung bzw. als Träger hat sich Sesamöl bewährt.

Körperliche Wirkung

Ingweröl ist antiseptisch. Es fördert die Durchblutung, lindert Schmerzen und verbessert das Hautbild.

Es wärmt und hilft darum bei Rheuma, Muskelschmerzen, Verstauchungen und Zerrungen. Es wird gegen Erkältungen, Grippe, Fieber, Husten und Schüttelfrost eingesetzt, kann Erkältungen aber auch vorbeugen.

Auch auf den Verdauungsapparat hat Ingweröl eine positive Wirkung. Es wird gegen Durchfall, Krämpfe, Koliken und Übelkeit eingesetzt. Der Alkoholextrakt ist sehr wirksam bei Reiseübelkeit. Dazu reicht es, wenige Tropfen auf ein Taschentuch zu geben und daran zu riechen.

Nach Operationen und als Begleitung bei der Einnahme von vielen und/oder stark dosierten Medikamenten bewährt sich die stärkende Wirkung des Ingweröls.

Körperöl zur Stärkung des Immunsystems

Rezept von Eliane Zimmermann

Mischen Sie einen Tropfen Ingweröl und 1-2 Tropfen Zitronenöl mit 10 ml

Sesamöl und verwenden Sie die Mischung im Herbst am Morgen zur Körperpflege. Am Abend wäre sie zu anregend.

Seelische Wirkung

Ingweröl stärkt das vegetative Nervensystem. Es fördert die Konzentration, hilft bei seelischer Erschöpfung und Schwäche, einschließlich sexueller Schwäche. Bei Letzterer profitieren vor allem Männer von diesem ätherischen Öl.

JASMIN

Jasminöl wird aus den Blüten des Jasminstrauchs gewonnen. Heute geschieht das über Hexanextraktion. Dafür sind enorme Mengen an Blüten notwendig, sodass Jasminöl sehr teuer ist.

Botanischer Name: Jasminum grandiflorum L.

Haltbarkeit des ätherischen Öls: fünf bis sechs Jahre

Hinweis: nicht für Schwangere geeignet

Körperliche Wirkung

Jasminöl wirkt entkrampfend, sodass es zur Geburtsbegleitung geeignet ist.

Es ist antiseptisch, stärkend und harmonisierend. Darum hilft es bei Husten und Heiserkeit, Glieder- und Muskelschmerzen sowie Beschwerden in den Wechseljahren. Trockene Haut macht es geschmeidiger.

Seelische Wirkung

Jasminöl hilft auf der einen Seite dabei, Vergangenes loszulassen, und stärkt auf der anderen Seite die Hingabe für gegenwärtige Aufgaben. Es unterstützt dabei, Gefühle zuzulassen und Vertrauen zu anderen Menschen aufzubauen.

Es ist stimmungsaufhellend und wirkt darum gegen Depressionen und ein niedriges Selbstwertgefühl.

KAMILLE

Kamillenöl wird aus den Blüten eines Korbblütlers gewonnen.

Botanischer Name: Matricaria recutita L. (früher Chamomilla recutita)

Haltbarkeit des ätherischen Öls: drei bis vier Jahre

Hinweis: Kamillenöl sollte nur stark verdünnt benutzt werden (weniger als 1 %). Es ist nicht geeignet für Menschen, die auf Korbblütler allergisch reagieren.

Körperliche Wirkung

Kamillenöl tötet Pilze und Bakterien.

Es lindert Juckreiz, bekämpft Entzündungen, fördert den Hautstoffwechsel, stabilisiert Allergien und kann unangenehmen Schweißgeruch mildern. Außerdem unterstützt Kamillenöl die Wundheilung und allgemein die Regeneration von Gewebe. Darum wird es zur Behandlung von leichten Verbrennungen, chronischen Wunden (auch von solchen, die durch Wundliegen entstehen) und von Hämorrhoiden eingesetzt. Es reguliert den Hormonhaushalt, fördert die Menstruation und lindert zugleich Menstruationsbeschwerden.

Kamillenöl hilft bei Magen-Darm-Beschwerden, Reisedurchfall eingeschlossen, da es Krämpfe löst, sowie bei Erkrankungen von Leber und Galle. Kamillenöl wird gegen Erkältungen und zur Fiebersenkung eingesetzt, da es Entzündungen in Hals und Mund lindert. Kamillenöl ist sehr gut geeignet, um Kinder zu behandeln. Körperlich hilft es ihnen bei Krämpfen und beim Zahnen, seelisch beruhigt es und hilft beim Erkunden neuer Situationen.

Seelische Wirkung

Kamillenöl ist beruhigend. Es hilft bei Schlaflosigkeit, nervösen Kopfschmerzen, allen Arten psychosomatischer Beschwerden und lindert Schock. Seelisch belastende chronische Krankheiten können damit leichter bewältigt werden.

Römische Kamille

Botanischer Name: Chamaemelum nobile (früher Anthemis nobilis)

Haltbarkeit des ätherischen Öls: drei bis vier Jahre

Hinweis: Das ätherische Öl der römischen Kamille kann allergische Reaktionen auslösen. Setzen Sie es in diesem Fall nur in der Duftlampe oder im Diffuser ein.

Die römische Kamille ist zwar mit der bei uns heimischen Kamille verwandt, die Zusammensetzung der ätherischen Öle unterscheidet sich jedoch deutlich. Deswegen kann römische Kamille, anders, als oft zu lesen ist, nicht einfach als Alternative zu gewöhnlichem Kamillenöl verwendet werden.

Römische Kamille wirkt vor allem im seelischen Bereich. Es hat eine stark entspannende Wirkung auf das zentrale Nervensystem. Dadurch hilft es ausgegrenzten und gemobbten Kindern, Menschen, die sich an ihrem Arbeitsplatz nicht wohl fühlen, und allen, denen eine Operation bevorsteht. Auch psychosomatisch bedingte Atemnot und Schockzustände lassen sich mit römischer Kamille behandeln.

In einer Mischung mit Salbei, Neroli und Geranie stabilisiert römische Kamille Körper und Geist während der Menopause.

KAMPFER (RAVINTSARA)

Kampferöl wird aus den Blättern und Zweigen des Kampferstrauchs gewonnen.

Botanischer Name: Cinnamomum camphora

Haltbarkeit des ätherischen Öls: drei Jahre

Körperliche Wirkung

Kampferöl tötet Viren und ist besonders effektiv gegen alle Arten von Herpesviren. Mischen Sie es dazu im Verhältnis 1:1 mit fettem Calophyllum-Öl.

Sie können eine beginnende Grippe noch aufhalten, wenn Sie ein paar Tropfen Kampferöl auf ein Taschentuch geben und jede Stunde daran riechen.

Infekte verlaufen durch es milder. In der Akutphase einer Krankheit können Sie es auch sehr hoch dosiert verwenden.

Seelische Wirkung

Kampferöl beruhigt die Nerven – auch körperlich.

KARDAMOM

Kardamomöl wird aus den Samen einer Staude gewonnen, die eng mit Ingwer verwandt ist.

Botanischer Name: Elettaria cardamomum

Haltbarkeit des ätherischen Öls: drei bis vier Jahre

Hinweis: Kardamomöl kann die Haut reizen und darf nicht in der Schwangerschaft verwendet werden.

Körperliche Wirkung

Allgemein ist das Öl stärkend, gerade auch nach einer überstandenen Krankheit.

Es tötet Keime, löst Schleim und hilft gegen Mundgeruch. Das macht es zu einem wichtigen Bestandteil von Gurgellösungen und Mundspülungen.

Kardamomöl hilft bei Darm- und Verdauungsproblemen wie Durchfall (auch Reisekrankheit), Blähungen, Übelkeit und Sodbrennen und fördert allgemein die Verdauung.

Außerdem wirkt es gegen Kopfschmerzen, Atemwegserkrankungen und Schmerzen, deren Ursache nicht bekannt ist.

Seelische Wirkung

Kardamomöl schafft geistige Klarheit, hilft bei Stress und seelischer Erschöpfung. Es wirkt auch gegen Depressionen.

KORIANDER (WANZENKRAUT)

Korianderöl kann aus den reifen Samen des Doldengewächses hergestellt werden, aber auch aus dem Kraut. Letzteres reizt die Haut, hat einen unangenehmen Geruch und ist nicht für die Anwendung bei Kindern geeignet.

Botanischer Name: Coriandrum sativum

Haltbarkeit des ätherischen Öls: drei bis vier Jahre

Hinweis: darf nicht in der Schwangerschaft verwendet werden.

Körperliche Wirkung

Korianderöl tötet Keime, Bakterien und Pilze. Es hat sich besonders bei Fußpilz bewährt und wirkt sogar gegen bestimmte Krankenhauskeime.

Es löst Schleim, hilft bei Mundgeruch und Hämorrhoiden.

Das aus den reifen Früchten gewonnene Öl hilft gegen Blähungen. Es ist eine billige Alternative zu Rosenholzöl. Wie dieses ist es geeignet, um Säuglinge und Kleinkinder bei Atemwegserkrankungen inhalieren zu lassen oder als Balsam aufzutragen.

Korianderöl ist appetitanregend, stärkt den Magen und fördert die Verdauung. Es wirkt gegen Krämpfe, Übelkeit und Durchfall.

Es lindert Schmerzen, insbesondere Kopfschmerzen, Nervenschmerzen und rheumatische Schmerzen.

Seelische Wirkung

Korianderöl stabilisiert, hilft gegen Stress, Ängste, Schockzustände, Müdigkeit und Erschöpfung und Schlaflosigkeit. Außerdem stärkt es die Erinnerungsfähigkeit. Es wurde erfolgreich zur Behandlung von Magersucht eingesetzt und kann die Stimmung stark heben, bis hin zur Euphorie.

KÜMMEL

Kümmelöl wird aus den Samen eines Doldenblütlers gewonnen.

Botanischer Name: Carum carvi

Haltbarkeit des ätherischen Öls: drei Jahre

Hinweis: Kümmelöl sollte immer stark verdünnt werden.

Körperliche Wirkung

Kümmelöl stimuliert Leber und Galle und regt so die Verdauung an. Es entkrampft die Darmwand und kann bei Blähungen helfen. Emulgieren Sie dazu 2 Tropfen Kümmelöl in 1 EL Pflanzenöl und reiben Sie damit den Unterbauch ein. Legen Sie ein Handtuch auf den Bauch, das Sie zuvor in heißes Wasser getaucht und gut ausgewrungen haben. Nach Wunsch können Sie die Temperatur mit einem Thermophor erhöhen.

Bei Bronchitis ist eine Inhalation mit Kümmelöl eine Alternative zu Eukalyptusöl. Kümmelöl hilft auch bei Kopfschmerzen und Migräne.

Kreuzkümmelöl (Cuminum cyminum) wirkt sehr ähnlich wie sein europäischer Verwandter. Es ist besonders wirksam bei Blähungen, PMS und Beschwerden in den Wechseljahren.

Seelische Wirkung

Kümmelöl beruhigt und gleicht aus. Es hilft daher bei Schlafproblemen und seelischer Erschöpfung.

LAVENDEL

Lavendelöl wird aus den Blütenrispen eines Lippenblütlers gewonnen.

Botanischer Name: Lavandula officinalis

Haltbarkeit des ätherischen Öls: drei bis vier Jahre

Lavendelöl ist extrem vielseitig in seiner Anwendung. Es gibt fast keine Beschwerden, die es nicht zumindest lindert, weil es die Eigenschaft hat, die Wirkung anderer ätherischer Öle zu verstärken. Außerdem hat es den großen Vorteil, dass seine Inhaltsstoffe völlig unbedenklich sind und es darum auch unverdünnt auf die Haut aufgetragen werden kann.

Körperliche Wirkung

Lavendelöl ist ein natürliches Antibiotikum. Es tötet Viren und Pilze, insbesondere Fußpilz. Bei Sonnenbrand und leichten Verbrennungen hilft Lavendeöl mit Jojobaöl als Träger. Es hält nicht nur Insekten fern, sondern dient auch zur Behandlung von Insektenstichen.

Unverdünnt kann es unter anderem auf Verletzungen, kleine Wunden und Geschwüre aufgetragen werden. In einer Mischung mit Teebaum- und Manukaöl hilft Lavendelöl gegen Vaginalpilze. Dazu die Mischung stark verdünnen und mithilfe eines Tampons auftragen. Lavendelöl lindert Schmerzen, besonders bei verspannten Muskeln.

Seelische Wirkung

Lavendelöl beruhigt und belebt.

Bei Kindern ist es, gemischt mit Mandarinenöl, besonders gut geeignet, um Schlafstörungen, Ängste und Unruhe zu bekämpfen.

Schopflavendel

Botanischer Name: Lavandula stocchas L.

Schopflavendel sollte bei Kindern, Schwangeren und allgemein bei empfindlichen Personen nur stark verdünnt angewandt werden.

Bei Erwachsenen stärkt das Öl des Schopflavendels das Herz, löst Schleim und unterstützt die Wundheilung. 5 %-ig in Hagebuttenöl kann es verwendet werden, um verhärtete Narben zu behandeln.

Speiklavendel

Botanischer Name: Lavandula latifolia/Lavandula angustifolia

Hinweis: Speiklavendelöl kann die Haut reizen. Es sollte bei Kindern und Schwangeren nicht zu oft angewandt werden.

Das ätherische Öl wird hauptsächlich für Kosmetikprodukte verwendet. Körperlich hilft es in einer Inhalation bei Bronchitis und bei Schnupfen in einem Nasenbalsam. In diesem Fall muss es stark verdünnt werden. Es mildert Allergien (Duftlampe bzw. Aroma-Diffuser, Einreibung) und Akne (aufgetragen).

Seelisch wirkt es beruhigend (einatmen). In einer Duftlampe bzw. im Aroma-Diffuser verbessert Speiklavendel die Merkfähigkeit.

Lavandin

Botanischer Name: Lavandula x intermedia Super, Lavandula x intermedia Grosso, Lavandula x intermedia Abrial, Lavandula x intermedia Reydovan

Lavandinöl wird oft als Lavendelöl verkauft, weil es billiger ist. Echten Lavendel erkennen Sie an Hinweisen wie „Lavendel fein“, „Lavendel extra“ oder

„wilder Lavendel“ (aus hochwachsender Wildsammlung).

Von der Wirkung her sind Lavendelöl und Lavandinöl ähnlich, sodass sie mit Lavandin nicht unbedingt einen schlechten Tausch machen. Für Schwangere und kleine Kinder sollten Sie aber nur Lavandinöl der besten Qualität verwenden.

Lavandinöl fördert die Durchblutung und hilft darum bei Thrombosen. Es wirkt desinfizierend und hilft bei Pilzbefall. Es reguliert die Tätigkeit von Herz und Kreislauf, lindert Muskelverspannungen und rheumatische Schmerzen. Außerdem kann es zur Pflege von alten Narben verwendet werden.

LIMETTE

Limettenöl wird aus den Schalen einer Zitrusfrucht gewonnen. In der Wirkung ähnelt es Bergamottöl, es ist aber preiswerter.

Botanischer Name: Citrus aurantifolia

Haltbarkeit des ätherischen Öls: ein Jahr

Hinweis: Limettenöl ist fotosensitiv.

Körperliche Wirkung

Limettenöl regt den Stoffwechsel und die Verdauung an und verbessert die Blutgerinnung.

Es wird gegen Erkältungen, Nasenbluten, Arthritis, Akne und fettige Haut, Insektenstiche und Warzen eingesetzt.

Seelische Wirkung

In einem Raumspray wirkt Limettenöl klärend und belebend. Es regt die Fantasie an und verbessert das Denkvermögen.

LORBEER

Lorbeeröl wird aus den Blättern des Lorbeerstrauchs gewonnen.

Botanischer Name: Laurus nobilis L.

Haltbarkeit des ätherischen Öls: drei Jahre

Hinweis: Lorbeeröl darf nur verdünnt verwendet werden. Für Kinder darf es einen Anteil von 2 % nicht überschreiten.

Achten Sie beim Kauf auf gute Qualität. Minderwertiges Lorbeeröl reizt die Haut.

Körperliche Wirkung

Lorbeeröl tötet Bakterien und Pilze und löst zähen Schleim.

Es ist ein effektives Mittel zur Schmerzlinderung, besonders bei Rheuma, Arthritis und Ohrenschmerzen bei Kindern ab zwei Jahren. Bei auszehrenden Krankheiten stärkt es den Körper.

Lorbeeröl löst Stauungen in der Lymphe und hilft bei geschwollenen Lymphknoten. Es gleicht Sympathikus und Parasympathikus aus.

Seelische Wirkung

Lorbeeröl macht zielstrebig und hilft gegen das Gefühl, überfordert zu sein.

MAJORAN

Majoranöl wird aus dem Kraut eines Lippenblütlers hergestellt.

Botanischer Name: Origanum majorana L.

Haltbarkeit des ätherischen Öls: drei Jahre

Hinweis: Majoranöl ist mild, sodass es bei einer entsprechend starken Verdünnung auch für Kleinkinder verwendet werden kann.

Körperliche Wirkung

Majoranöl tötet Bakterien und Pilze und ist in diesem Punkt eine europäische Alternative zu Teebaumöl.

Es reguliert den Appetit, sodass es in einer Mischung mit Grapefruit- und Vanilleöl zur Behandlung von Essstörungen eingesetzt werden kann.

Bei Blähungen und dem Reizdarmsyndrom kann Majoranöl in den Bauch massiert werden, um ihn zu lockern.

Nächtliche Wadenkrämpfe klingen ab, wenn Sie ein paar Tropfen unverdünntes Majoranöl auf der betroffenen Stelle verreiben. Vorzeitig einsetzende Wehen können mit Majoranöl gebremst werden.

Seelische Wirkung

Majoranöl hilft, ein Gedankenkarussell zum Stillstand zu bringen, das in eine depressive Verstimmung münden würde. Es reguliert das vegetative Nervensystem und wirkt gegen Schlafstörungen.

MANDARINE

Mandarinenöl wird aus der Schale einer Zitrusfrucht hergestellt. Dabei können sowohl unreife Früchte (grünes Mandarinenöl) als auch reife Früchte (rotes Öl) verwendet werden. Grünes Öl (und Clementinenöl) wirkt im Prinzip wie rotes Öl, ist aber schwächer.

Botanischer Name: Citrus reticularia

Haltbarkeit des ätherischen Öls: ein Jahr. Danach wird es schnell hautreizend, besonders bei der Verwendung in Wannenbädern.

Mandarinenöl ist frei von Nebenwirkungen und kann daher gut für Schwangere und Kinder eingesetzt werden.

Körperliche Wirkung

Mandarinenöl fördert die Verdauung und regt die Leber an.

Es wird gegen schlechte Haut, Schwangerschaftsstreifen und zur Pflege von Narben eingesetzt.

Seelische Wirkung

Mandarinenöl wirkt entspannend und beruhigend. Darum hilft es beim Einschlafen, mildert Lampenfieber und Prüfungsangst. Bei empfindlichen Menschen kann allerdings ein Umkehreffekt eintreten, d. h., sie werden nicht ruhig, sondern im Gegenteil unruhig bis erregt. Außerdem wirkt Mandarinenöl stärkend und erfrischend.

Raumduft gegen seelische Tiefs

Rezept von Eliane Zimmermann

Verdampfen Sie 3 Tropfen Mandarinenöl, 2 Tropfen Grapefruitöl und 1 Tropfen Osmanthusabsolue in einer Duftlampe oder im Aroma-Diffuser.

MANUKA

Manukaöl wird aus dem Kraut eines Lippenblütlers gewonnen, der aus Neuseeland stammt. In seiner Heimat gilt er als Allheilmittel und wird Tea Tree genannt. Das kann verwirrend sein, weil Tea Tree auch die englische Bezeichnung des australischen Teebaums ist, der mit der Manukapflanze nicht verwandt ist. Außerdem verwenden manche Aromatherapeuten für Teebaumöl auch im Deutschen die Bezeichnung Tea Tree. Halten Sie sich im Zweifel an den botanischen Namen. Die Wirkung von Manuka- und Teebaumöl ist dennoch in vielerlei Hinsicht ähnlich.

Botanischer Name: Leptospermum scoparium J. R. Forst et G. Forst

Haltbarkeit des ätherischen Öls: drei bis vier Jahre

Bei uns ist mittlerweile der neuseeländische Manuka-Honig bekannter als das ätherische Öl derselben Pflanze. Die gesundheitsfördernde Wirkung, die dem Honig nachgesagt und zum Teil durch wissenschaftliche Studien bestätigt wurde, geht teilweise auf Inhaltsstoffe zurück, die auch im ätherischen Öl zu finden sind. Beide wirken etwa antibakteriell. Zum Teil geht sie aber auf chemische Prozesse bei der Honigbildung zurück, sodass Honig und ätherisches Öl nicht austauschbar sind.

Körperliche Wirkung

Manuka-Öl ist ähnlich wie Teebaumöl in Australien ein wichtiges Exportprodukt und darum verhältnismäßig gut wissenschaftlich erforscht. Es ist sehr effektiv gegen Bakterien und auch gegen Viren und Pilze. Pilze tötet es sogar besser ab als das australische Teebaumöl.

Manukaöl eignet sich besonders gut für die Anwendung bei Hautproblemen. Es ist geeignet, um chronische Hautkrankheiten wie Schuppenflechte über einen langen Zeitraum hinweg zu behandeln, kräftigt empfindliche Haut, mildert allergische Reaktionen und hemmt Entzündungen.

Hautfreundliche Ölmischung

Mischen Sie 60 Tropfen Lavendelöl, 20 Tropfen Manukaöl und 20 Tropfen Teebaumöl. Nach Wahl können Sie noch 2 Tropfen Rosen-Absolue hinzufügen

Verwenden Sie jeweils einen Tropfen unverdünnt, um kleine Hautverletzungen zu behandeln oder Stressreaktionen, die sich an der Hautoberfläche bemerkbar machen.

MELISSE

Melissenöl wird aus den Blättern eines Lippenblütlers gewonnen.

Botanischer Name: Melissa officinalis L.

Haltbarkeit des ätherischen Öls: drei Jahre.

Hinweis: Melissenöl muss stark verdünnt werden, weil es die Haut reizt (0,5 bis 1 %).

Körperliche Wirkung

Melissenöl hilft, den Biorhythmus zu regulieren. Es kann über längere Zeit eingesetzt werden, um ein schwaches Immunsystem wieder aufzubauen oder allergische Reaktionen zu mildern.

Wegen seiner entzündungshemmenden Wirkung wird es gegen Erkältungen, Fieberblasen und Gürtelrose eingesetzt. Es wird eingesetzt, um chronischen Husten und Insektenstiche zu behandeln, und wirkt gegen Koliken und Magenschmerzen. Melissenöl erhöht den Blutdruck, löst Krämpfe und senkt Fieber. Es fördert die Menstruation und hilft bei Menstruationsbeschwerden.

Seelische Wirkung

Melissenöl hilft, innere Anspannung, Ängste und Schockzustände abzubauen. Es beruhigt bei innerer Unruhe und lindert Depressionen. Es wirkt gegen verschiedene nervöse Beschwerden wie Erschöpfung, Schlafstörungen, Herzrhythmusstörungen und Migräne. Auch hyperaktive Kinder können mit Melissenöl beruhigt werden.

Körperöl gegen nervöse Herzrhythmusstörungen
Rezept von Eliane Zimmermann

Erwärmen Sie 20 g Sheabutter und 10 ml Jojobaöl im Wasserbad nur so weit, dass sie sich gut mischen lassen. Fügen Sie danach 1 Tropfen Melissenöl und 1 Tropfen Rosenöl hinzu. Dieses Körperöl ist ein Jahr haltbar.

MYRRHE

Myrrhenöl wird aus dem Harz des Myrrhenbaums gewonnen.

Botanischer Name: Commiphora myrrha Engl.

Haltbarkeit des ätherischen Öls: fünf bis sechs Jahr. Es ist sehr mild und darum auch für Säuglinge geeignet.

Körperliche Wirkung

Myrrhenöl ist entzündungshemmend und kann bei allen Beschwerden der Haut und Schleimhäute eingesetzt werden. Der alkoholische Extrakt ist besonders effektiv bei Zahnschmerzen. Ein halber Tropfen auf einem Stück Würfelzucker oder einer Soletablette aus Emser Salz hilft gegen Halsschmerzen und Heiserkeit.

MYRTE

Myrtenöl wird aus den Blättern und Zweigen des Myrtenbaums gewonnen. In Nordafrika werden sie leicht getrocknet verarbeitet, in der Türkei und in Peru frisch („Andentyp"). Ihre Wirkung ist ähnlich. Beide Typen sind sehr mild und darum für Kinder geeignet.

Botanischer Name: Myrtus communis L.

Haltbarkeit des ätherischen Öls: drei bis vier Jahre

Körperliche Wirkung

Myrtenöl wirkt adstringierend, darum wird es zur Behandlung von Hämorrhoiden eingesetzt.

Es verfeinert und klärt großporige, fettige Haut. Bei Akne hilft ein Tonikum aus 50 ml Rosenwasser, 5 Tropfen Myrtenöl und 5 Tropfen Teebaumöl.

Die afrikanische Variante ist besonders gut für eine Inhalation für Kinder geeignet, die an Bronchitis oder Husten leiden.

Der Andentyp hat eine starke antiseptische und antivirale Wirkung, die ihn effektiv gegen Herpes jeder Art macht. Außerdem ähnelt er von seiner chemischen Zusammensetzung her Kortison, sodass er gegen Rheuma und erschöpfte Muskeln eingesetzt werden kann.

Seelische Wirkung

Myrtenöl entspannt und hilft beim Einschlafen.

Es hilft, wenn man sich selbst nicht leiden kann und vielleicht durch das eigene Suchtverhalten von sich selbst angewidert ist. Außerdem unterstützt es dabei, seelischen Ballast abzuwerfen und sich auf einen Neubeginn einzustellen.

In einem Raumspray oder in einer Duftlampe bzw. im Aroma-Diffuser kann es hyperaktive Kinder beruhigen. Mischen Sie dazu 1 Tropfen Myrtenöl (Andentyp), 1 Tropfen rotes Myrtenöl, 1 Tropfen Sandelholzöl und 1 Tropfen rotes Mandarinenöl.

ORANGE

Orangenöl wird aus den Schalen einer Zitrusfrucht hergestellt. Am besten kaufen Sie es nur in Bio-Qualität, weil so das Risiko sinkt, dass es eine allergische Reaktion hervorruft.

Botanischer Name: Citrus sinensis Osbeck

Haltbarkeit des ätherischen Öls: ein Jahr. Danach wirkt es auf der Haut schnell reizend, besonders in einem Wannenbad. Orangenöl mit überschrittener

Haltbarkeit können Sie wie Reinigungsbenzin verwenden.

Hinweis: Wenden Sie Orangenöl nicht vor einem Sonnenbad an.

Körperliche Wirkung

Orangenöl lindert Schmerzen, fördert die Verdauung, ist harntreibend, regt Herz, Kreislauf und Lymphe an. Deswegen wird es zur Entschlackung eingesetzt.

Orangenöl aktiviert die natürlichen Abwehrkräfte des Körpers.

Es ist effektiv bei Erkältungen, schlechter Haut, Beschwerden in den Wechseljahren und Verdauungsproblemen wie Reisekrankheit und Blähungen.

Es schützt die Gefäßwende, senkt den Blutdruck und kann das Wachstum eines Tumors hemmen.

Nach schweren Krankheiten unterstützt es die Regenerierung.

Seelische Wirkung

Orangenöl ist eine sehr gute Basis für alle Ölmischungen, die beruhigen und entspannen sollen. Es hilft dabei, Angst und Unsicherheit abzubauen, beispielsweise vor einem Zahnarztbesuch oder einer Geburt. Auch aggressive und hyperaktive Kinder können damit beruhigt werden.

Orangenöl fördert die Konzentration und lindert Depressionen, besonders die saisonal bedingte „Winterdepression".

OREGANO

Oreganoöl wird aus den Blättern eines Lippenblütlers gewonnen. Es kann innerlich und äußerlich angewandt werden; für die innere Anwendung muss es stark verdünnt werden (10-20 %-ige Lösung).

Botanischer Name: Origanum vulgare

Haltbarkeit des ätherischen Öls: drei bis vier Jahre

Hinweis: muss immer verdünnt werden.

Körperliche Wirkung

Oreganoöl tötet Pilze, Bakterien – auch resistente Stämme – und Viren, insbesondere Herpesviren, ab.

Gegen Akne, Allergien und Ausschläge hilft eine Mischung aus Oreganoöl und Wasser. Tragen Sie sie nach der Reinigung des Gesichts auf und waschen Sie sie danach nicht ab, damit sich die volle Wirkung entfalten kann. Wiederholen Sie den Vorgang zwei Mal pro Tag. Nach etwa einer Woche ist eine erste Verbesserung erkennbar. Bei einem Asthma-Anfall kann verdünntes Oreganoöl auf die Brust gerieben werden oder Sie geben zwei Tropfen auf die Zunge.

Gegen Borreliose hilft eine innere Anwendung mit Oreganoöl.

Es hat sich auch gegen Blasenentzündung, Bronchitis, sonstige Infektionen, Husten, Magen-Darm-Beschwerden, chronisch-entzündliche Krankheiten wie Rheuma, Arthrose und Arthritis und Schuppenflechte bewehrt. Außerdem hilft Oreganoöl bei Juckreiz, Insektenstichen, Warzen, Zahn-, Ohren- und Muskelschmerzen.

Zur Behandlung von Magen-Darm-Problemen ist Oreganoöl in der Apotheke in der Form von Kapseln zum Einnehmen erhältlich.

Seelische Wirkung

Oreganoöl ist so intensiv, dass es die Atmung vertieft, wenn man daran riecht. Auf diese Weise stellt sich ein entspannender Effekt ein.

PATSCHULI

Patschuliöl wird aus dem getrockneten Kraut eines Lippenblütlers gewonnen.

Botanischer Name: Pogostemon cablin (Blanco) Benth.

Haltbarkeit des ätherischen Öls: zehn Jahre

Hinweis: Patschuliöl sollte sehr vorsichtig dosiert werden, da oft schon winzige Mengen für die gewünschte Wirkung reichen.

Es wirkt sowohl auf körperlicher als auch auf seelischer Ebene ausgleichend.

Körperliche Wirkung

Patschuliöl hat eine positive Wirkung auf die Haut. Es ist geeignet, um chronische Hauterkrankungen wie Neurodermitis und Schuppenflechte über einen längeren Zeitraum zu behandeln. Außerdem lindert es allergische Reaktionen und stressbedingte Hautprobleme. Es löst auch Stauungen in den Venen.

Seelische Wirkung

Patschuliöl entspannt und soll eine aphrodisierende Wirkung besitzen.

Aphrodisierendes Massageöl

Rezept von Ulrike Polifke

Vermischen Sie 5 Tropfen Sandelholzöl, 5 Tropfen Grapefruitöl, 3 Tropfen Patschuliöl, 1 Tropfen Jasmin-Absolue, 1 Tropfen Ylang-Ylang-Öl, 1 Tropfen Champaca-Absolue, 1 Tropfen Rosen-Absolue, 1 Tropfen destilliertes Ingweröl, 1 Tropfen Adlerholzöl und 1 Tropfen Kreuzkümmelöl mit 50 ml Sesamöl. Benutzen Sie jeweils ein paar Tropfen für eine Massage.

PFEFFER

Das ätherische Öl wird aus den unreifen Früchten des Pfefferstrauchs gewonnen, die nach der Ernte entweder überbrüht (schwarzer Pfeffer) oder eingeweicht bzw. gefriergetrocknet wurden (grüner Pfeffer).

Botanischer Name: Piper nigrum L.

Haltbarkeit des ätherischen Öls: zwei bis drei Jahre

Das Öl aus schwarzem Pfeffer ist stark wärmend, aber mild, weil die reizenden Inhaltsstoffe der Körner durch die Destillation verloren gehen. Öl aus grünem Pfeffer wird vor allem zum Kochen verwendet.

Würzöl

Rezept von Eliane Zimmermann

Mischen Sie 3 Tropfen Öl aus grünem Pfeffer, 2 Tropfen Thymianöl und 3 Tropfen Mandarinenöl mit 20 ml Sesamöl und verwenden Sie jeweils wenige

Tropfen zum Würzen.

Körperliche Wirkung

Pfefferöl lindert Schmerzen und fördert die Durchblutung. Es ist darum sehr gut für Massageöle, für Sportverletzungen, Muskelprobleme im Allgemeinen und gegen blaue Flecken geeignet.

Seine wärmenden Eigenschaften sind wirksam gegen Erkältungen. Außerdem lindert es Beschwerden des Verdauungstraktes wie Verstopfung oder Übelkeit und stärkt einen empfindlichen Magen.

PFEFFERMINZE

Pfefferminzöl wird aus den Blättern eines Lippenblütlers gewonnen. Pfefferminze ist eine reine Kulturpflanze und darum nicht als Wildsammlung verfügbar.

Botanischer Name: Menta x piperita L.

Haltbarkeit des ätherischen Öls: drei bis vier Jahre.

Hinweise: Das ätherische Öl darf nicht geschluckt werden, außer, es ist ausdrücklich zum Kochen und Backen vorgesehen. Es ist nicht geeignet für Säuglinge und Kleinkinder, in der Schwangerschaft, in der Stillperiode und für Menschen, die an Erkrankungen der Gallenblase und der Leber leiden.

Vor der Anwendung sollten Sie es testen, da es eine allergische Reaktion hervorrufen kann.

Verwenden Sie Pfefferminzöl nicht in einem Wannenbad, das Erkältungen lindern soll, da seine kühlende Wirkung in diesem Fall ausgesprochen unangenehm ist.

Pfefferminzöl hat die praktische Eigenschaft, die Wirkung anderer Öle zu verstärken. Sie können, wo es passend ist, einen Tropfen zu einer Mischung hinzufügen oder auf der Stelle verreiben, auf die Sie gerade ein Massageöl aufgetragen haben.

Körperliche Wirkung

Pfefferminzöl wirkt als natürliches Antibiotikum und Desinfektionsmittel, da es Bakterien, Viren und Pilze tötet. Durch seine ausgleichende Wirkung lindert es Schwindel und Übelkeit, speziell, wenn sie von einer Narkose oder starken Medikamenten herrühren.

Pfefferminzöl hat die eigentümliche Eigenschaft, zugleich wärmend und kühlend zu sein. Deswegen wird es gegen Verspannungen und alle Arten von Schmerzen eingesetzt (Kopfschmerzen, Nervenschmerzen, Muskelschmerzen, Gicht, Prellungen und Verstauchungen).

Wissenschaftliche Studien haben ergeben, dass Pfefferminzöl, 10-prozentig in Ethanol verdünnt und auf die Schläfen gerieben, bei Spannungskopfschmerzen fast genauso gut wirkt wie handelsübliche Tabletten. Bei starken Kopfschmerzen und Migräne hilft eine Mischung mit Majoran- und Orangenblütenöl (Neroli).

Auch bei Krämpfen und anderen Magen-Darm-Beschwerden ist Pfefferminzöl wirksam. In Kapselform wird es eingesetzt, um das Reizdarmsyndrom zu lindern. Damit können Zahnschmerzen und Zahnfleischentzündungen behandelt und schlechte Gerüche vertrieben werden. Stark verdünnt wird Pfefferminzöl eingesetzt, um hohes Fieber zu senken.

Seelische Wirkung

Pfefferminzöl erfrischt, klärt und beruhigt. Es stärkt die Konzentration und verbessert die Laune.

Wasserminze

Botanischer Name: Mentha aqualica

Wasserminze ist milder als Pfefferminze, das ätherische Öl ist aber nur selten erhältlich. In einer kühlen Stirnkompresse ist es besonders angenehm bei Hitze und Hitzewallungen. Außerdem verbessert es die Konzentration.

Krause Minze (Spearmint)

Botanischer Name: Mentha spicata L.

Das ätherische Öl der Krausen Minze muss immer stark verdünnt werden. Es wird eingesetzt, um zähen Schleim in den Atemwegen zu lösen und um Virenerkrankungen wie Gürtelrose zu behandeln, die das Nervensystem betreffen.

Zitronenminze

Botanischer Name: Mentha piperita x nothovar. Erh./Brig.

Zitronenminze entspannt und mindert Ängste. Sie darf nicht bei Kindern mit chronischen Atemwegserkrankungen angewandt werden.

ROSE

Botanischer Name: Rosa x damascena Mill., Rosa centifolia, Rosa gallica

Rosenöl kann auf zwei verschiedene Arten gewonnen werden. Beide wirken leicht betäubend und antibakteriell und vertreiben schlechte Gerüche. Sie helfen gegen Rheuma und Insektenstiche.

Destilliertes Rosenöl

Haltbarkeit des ätherischen Öls: fünf bis sechs Jahre

Destilliertes Rosenöl hat eine sehr breite Wirksamkeit; es hilft gewissermaßen gegen „alles" (Infekte, Entzündungen, Schmerzen jeder Art). Außerdem tötet es Pilze ab. Es zeichnet sich besonders dadurch aus, Schmerzen zu lindern.

Wegen seiner Milde ist es sehr gut für die Hautpflege bei Kindern, Senioren und allen anderen Menschen mit empfindlicher Haut geeignet. Es reinigt und regeneriert die Haut, unterstützt die Wundheilung und kann allergische Reaktionen mildern.

Rosenöl stärkt Herz, Nerven und Leber. Es gleicht den Hormonhaushalt aus und lindert Menstruationsbeschwerden.

Seelisch beruhigt destilliertes Rosenöl die Nerven und fördert die Konzentration. Es hilft bei Einsamkeit, Kummer, Verwirrung, Schock und Depressionen (besonders nach der Geburt) und kann gegen sexuelle Störungen helfen. Es wird auch zur Behandlung von Magersucht eingesetzt.

Rosenöl aus Alkoholextraktion

Haltbarkeit des ätherischen Öls: fünf bis sechs Jahre

Seine herausragendste Wirkung ist die Schmerzlinderung.

ROSENGERANIE (ROSENPELARGONIE)

Rosengeranienöl wird aus den Laubblättern der Rosenpelargonie gewonnen. Die höchste Qualität besitzt Öl von der Insel Réunion.

Botanischer Name: Pelargonium x graveolens auct. non L´Hér. ex Aiton

Haltbarkeit des ätherischen Öls: drei bis vier Jahre.

Rosengeranienöl wird oft verwendet, um Rosenöl zu fälschen, da es wesentlich billiger ist und ähnlich duftet. Falls Sie für ein Fläschchen Rosengeranie so viel zahlen müssen, wie für ein Fläschchen Rose, ist das selbstverständlich Betrug, aber ehrlich deklariert ist Rosengeranienöl tatsächlich bei vielen Beschwerden eine gute Alternative zu Rosenöl.

Körperliche Wirkung

Rosengeranienöl hilft bei allen Beschwerden, die durch einen unausgeglichenen Lebensstil hervorgerufen werden. Es ist sehr effektiv gegen Stress und die Beschwerden, die er hervorruft. Außerdem ist das Öl gut geeignet, um ein Zuviel von etwas auszugleichen, also wenn jemand zu müde ist, zu hektisch oder das Herz zu stark aus dem Takt geraten ist. Auch auf den Hormonhaushalt wirkt es ausgleichend, sodass es in den Wechseljahren hilft. Als natürliches Antibiotikum hilft es gegen Pilzbefall und bei Blasenentzündung.

Rosengeranienöl reguliert alle Hauttypen. Es entgiftet, reinigt und strafft die Haut und kann darum gegen Cellulite benutzt werden. Außerdem unterstützt es die Wundheilung und eignet sich zur Pflege von Narben. Mit Rosengeranienöl können leichte Verbrennungen, Frostbeulen, Ekzeme, Schnittwunden und gestaute Lymphen behandelt werden, bei Kindern auch der von einer Masernerkrankung hervorgerufene Ausschlag. Rosengeranienöl wirkt auch bei Erkältungen und Grippe, lindert Schmerzen, wirkt adstringierend und entzündungshemmend.

Seelische Wirkung

In einer Mischung mit Mandarinenöl beruhigt Rosengeranienöl gestresste Kinder. Auch auf Erwachsene wirkt es entspannend, sodass es dazu beitragen kann, einen langgehegten Kinderwunsch zu erfüllen.

Ölmischung gegen Zecken und Moskitos

Rezept von Eliane Zimmermann

Mischen Sie 50 ml Jojobaöl mit 8 Tropfen Citronellaöl oder Zitroneneukalyptusöl, 8 Tropfen Rosenpelargonienöl, 8 Tropfen Lavandinöl, 3 Tropfen Atlaszederöl und 3 Tropfen Patschuliöl und geben Sie bei Bedarf ein paar Tropfen auf die Kleidung oder ein Stück Stoff oder reiben Sie die Haut damit ein.

ROSMARIN

Rosmarinöl wird aus dem Kraut eines Lippenblütlers gewonnen.

Botanischer Name: Rosmarinus officinalis L.

Haltbarkeit des ätherischen Öls: drei Jahre

Hinweis: nicht geeignet für Kleinkinder. Epileptiker, Schwangere und Menschen mit hohem Blutdruck sollten Rosmarinöl nur stark verdünnt und unter Anleitung eines erfahrenen Aromatherapeuten benutzen.

Abhängig vom Herkunftsort werden bei Rosmarinöl drei sogenannte Chemotypen unterschieden, deren Inhaltsstoffe und somit Eigenschaften voneinander abweichen.

Campher (Borneon)

Hinweis: Campher sollte nicht von Frauen benutzt werden, deren Menstruation stark ist.

Das Öl ist ein natürliches Antibiotikum, das bei Erkältungssymptomen und Husten hilft.

Der Chemotyp Campher fördert Kreislauf und Durchblutung und hilft daher Menschen mit niedrigem Blutdruck in der Duftlampe bzw. im Aroma-

Diffuser, in einem Duschgel oder Haarshampoo. Stimulierend wirkt es auch auf Fruchtbarkeit, die Keimdrüsen bei Männern und Frauen, Narbenbildung und Wundheilung.

Es lindert Schmerzen, insbesondere bei Rheuma und Halsstarre („schiefer Hals"). Campheröl kann gegen Magen-, Darm- und Leberprobleme eingesetzt werden.

Das ätherische Öl eignet sich gut für Massagen vor oder nach dem Sport sowie zur Behandlung von Sportverletzungen und Muskelschmerzen.

Es pflegt die Kopfhaut und regt den Haarwuchs an.

Seelisch stimuliert Campher den Kopf. Er sorgt für klare Gedanken, Wachheit und erhöhte Konzentration. Er wirkt Vergesslichkeit sogar dann entgegen, wenn sie durch eine Demenzerkrankung verursacht wird.

Haarwasser für dichteren Haarwuchs

Rezept von Eliane Zimmermann

Mischen Sie 40 ml Gin oder Wodka mit 10 ml Rosmarinhydrolat, 10 Tropfen Atlaszederöl, 6 Tropfen Bayöl, 6 Tropfen Rosmarinöl, 4 Tropfen Lavandinöl und 4 Tropfen Ylang-Ylang-Öl und massieren Sie das Haarwasser nach dem Waschen in die Kopfhaut ein.

Aktivierendes Körperspray

Mischen Sie 100 ml Pfefferminzhydrolat mit 15-20 Tropfen Campheröl. Sprühen Sie die Mischung auf Ihre Beine, wann immer sich diese schwer anfühlen.

Cineol (Eukalyptol)

Cineol wird vor allem bei Erkältungskrankheiten eingesetzt, weil er Schleim löst. Seelisch hilft er dabei, Erschöpfungszustände zu überwinden.

Verbenon

Verbenon ist effektiv gegen alle Beschwerden, die durch eine verminderte Tätigkeit der Leber hervorgerufen werden: Verdauungsprobleme, Migräne und Erschöpfung.

SALBEI

Salbeiöl wird aus dem Kraut eines Lippenblütlers gewonnen.

Botanischer Name: Salvia officinalis L.

Haltbarkeit des ätherischen Öls: drei Jahre

Hinweis: Salbeiöl ist in der Schwangerschaft nicht geeignet, weil es ähnlich wie das Hormon Östrogen wirkt und außerdem das Nervensystem beeinflusst.

Benutzen Sie nur mildes Öl, weil die schärferen Produkte relativ hohe Mengen des Nervengifts Thujon enthalten. Falls Sie die gewünschte Qualität nicht bekommen können oder sich nicht sicher sind, greifen Sie entweder auf Salbeitee oder das ätherische Öl von Muskatellersalbei oder Lavendelsalbei zurück.

Salbeiöl wirkt stark antiseptisch. Für einen kurzen Zeitraum können damit schlecht heilende Wunden und Narben behandelt werden.

Es reguliert den Hormonhaushalt und die Menstruation, hilft bei Beschwerden während der Menstruation und in den Wechseljahren. Auch übermäßige Schweißproduktion wird reguliert.

Salbeiöl hilft bei Halsschmerzen und kann die Stimme klären. Emulgieren Sie es dazu entweder in Meersalz und Wasser und gurgeln Sie damit oder emulgieren Sie ganz wenig Öl in Honig und lutschen Sie daran.

Lavendelsalbei

Botanischer Name: Salvia lavandulifolia

Lavendelsalbei ist in Spanien beheimatet und enthält kein Thujon.

Das ätherische Öl beeinflusst die Gehirntätigkeit sehr kraftvoll und hilft sogar Alzheimerpatienten nachweislich.

Muskatellersalbei

Botanischer Name: Salvia sclarea

Hinweis: nicht in der Schwangerschaft und bei starker Menstruation geeignet

Muskatellersalbeiöl wird aus den Blüten der Pflanze gewonnen. In seinen

Eigenschaften unterscheidet es sich deutlicher von gewöhnlichem Salbei als Lavendelsalbei.

Es hilft gegen PMS sowie alle Beschwerden während der Menstruation.

Es löst jede Art von Verkrampfung, darunter auch seelischen Druck. Darum unterstützt es dabei, inneren Ballast abzuwerfen und zu neuen Ufern aufzubrechen.

Muskatellersalbei fördert die Kreativität und hellt die Stimmung bis zur Euphorie auf.

Ölmischung für mehr Kreativität
Rezept von Eliane Zimmermann

Mischen Sie 7 ml Limettenöl, 40 Tropfen Grapefruitöl, 15 Tropfen Muskatellersalbeiöl und 2 Tropfen Osmanthus-Absolue. Verdampfen Sie jeweils drei bis fünf Tropfen davon in der Duftlampe bzw. im Aroma-Diffuser.

TEEBAUM (TEA TREE)

Teebaumöl wird aus den Blättern und Zweigen des in Australien heimischen Teebaums hergestellt.

Botanischer Name: Melaleuca alternifolia

Haltbarkeit des ätherischen Öls: sechs Monate. Teebaumöl ist sehr anfällig für die zerstörerische Wirkung von Luft und Licht. Schon ein halbes Jahr nach dem Öffnen kann es die Haut stark reizen. Falls Sie aber darauf achten, es nicht zu alt werden zu lassen, ist es sehr mild, gut verträglich und vor allem vielseitig.

Hinweis: Teebaumöl sollte nicht geschluckt werden. Es ist nicht geeignet für Schwangere, Säuglinge und Kleinkinder.

Körperliche Wirkung

Als Exportprodukt hat Teebaumöl für Australien große Bedeutung, sodass es eines der am besten wissenschaftlich erforschten ätherischen Öle ist. Nachgewiesen werden konnte unter anderem, dass es gegen mehrere Bakterienstämme wirkt, darunter zwei der immer mehr gefürchteten

Krankenhauskeime. Auch Viren und für den Körper schädliche Pilze lassen sich damit sehr gut bekämpfen. Das gilt insbesondere für Fußpilz.

Allgemein ist Teebaumöl entzündungshemmend, gerade auch bei Entzündungen des Zahnfleischs und im Mund. Es stillt Schmerzen, besonders solche, die durch Gicht und Rheuma hervorgerufen werden.

Dank seiner zellerneuernden Wirkung unterstützt Teebaumöl Wundheilung und Narbenbildung. Es ist effektiv bei einer Reihe von Hautproblemen wie Juckreiz, Furunkel, Geschwüre, Fieberblasen, Warzen, Hühneraugen und Windelausschlag bei Säuglingen.

Es eignet sich auch zur Behandlung von Schnittwunden, Bisswunden, Splittern und Prellungen. Bei schwerer Akne hat sich Teebaumöl als effektiver als herkömmliche medizinische Produkte erwiesen.

Da es das Immunsystem anregt, kann es zur Vorbereitung auf die Erkältungs- und Grippesaison benutzt werden. Es kann eingesetzt werden, um Insektenstiche zu desinfizieren, und hilft bei gestauten Venen.

Haarspülung gegen Juckreiz und Schuppen

Emulgieren Sie je fünf Tropfen Teebaum- und Lavendelöl in 30 ml Apfelessig und verdünnen Sie die Emulsion mit 180 ml Wasser.

Waschen Sie die Haare ganz normal und massieren Sie danach die Spülung in die Kopfhaut ein. Lassen Sie sie ein paar Minuten einziehen und spülen Sie die Haare danach noch einmal aus.

Juckreiz auf der Kopfhaut verschwindet bereits nach der ersten Anwendung. Für die Bekämpfung von Schuppen sind, je nach der Stärke des Befalls, mehrere Anwendungen nötig.

Seelische Wirkung

Teebaumöl stärkt die Psyche.

THYMIAN

Thymianöl wird aus dem Kraut eines Lippenblütlers gewonnen, von dem sechs Chemotypen unterschieden werden.

Botanischer Name: Thymus vulgaris L.

Haltbarkeit des ätherischen Öls: drei Jahre

Hinweis: Thymianöl, das Phenole enthält, reizt die Haut und darf nur verdünnt verwendet werden. Alle Sorten sind ungeeignet für Säuglinge und Kleinkinder, in der Schwangerschaft, für Epileptiker und Personen mit hohem Blutdruck.

Körperliche Wirkung

Alle Chemotypen sind sehr effektiv dabei, krankmachende Mikroorganismen wie Bakterien und Pilze zu bekämpfen.

Thymianöl stärkt das Immunsystem und mildert allergische Reaktionen. Es wirkt schleim- und krampflösend.

Dank seiner entzündungshemmenden Wirkung kann es gegen alle Erkältungskrankheiten, Entzündungen der Mandeln, der Nebenhöhlen und der Blase eingesetzt werden. Auch Entzündungen im Mund können damit behandelt werden; es sollte jedoch nicht geschluckt werden. Bewährt hat es sich zudem bei Insektenstichen.

Seelische Wirkung

Thymianöl stärkt und regt an, sodass es ideal ist, um Müdigkeit zu bekämpfen. Auch für alle Beschwerden, die wegen Stress entstehen, ist es gut geeignet. Es fördert die Konzentrations- und Merkfähigkeit.

Chemotyp Thymol

Thymol muss stark verdünnt werden (maximal 1 %). Für Laien wäre es besser, das ätherische Öl von Pflanzen aus mittleren und höheren Lagen zu verwenden, weil diese milder sind. Sie sind allerdings schwierig zu bekommen.

Das ätherische Öl ist sehr wirksam gegen Infekte von Hals, Nase und Ohren sowie gegen Pilzinfektionen, insbesondere Fußpilz. Es wirkt wohltuend bei schmerzenden Gelenken und Muskeln, allgemein baut es auf und kräftigt.

Chemotyp Linalool

Linalool wird vor allem gegen Atemwegserkrankungen wie Erkältungen, Bronchitis und Stirnhöhlenentzündungen, aber auch gegen Ohrenschmerzen eingesetzt. Hier ist es auch für Kinder geeignet.

Darüber hinaus werden damit entzündete Wunden, Geschwüre, entzündete Harnwege und Vaginalpilze behandelt.

Chemotyp Thyanol-4

Dieser Chemotyp ist sehr selten und das ätherische Öl dementsprechend teuer. Es stärkt das Immunsystem und ist sehr effektiv gegen Krankheiten, die durch Viren verursacht werden, wie Chlamydien-Infektionen und virale Hepatitis. Thyanol-4 wird auch bei Leberzirrhose eingesetzt. Gemischt mit Palmarosaöl hilft Thyanol-4 bei gynäkologischen Entzündungen.

Chemotyp Paracymen

Dieser Chemotyp ist besonders effektiv bei Gelenks- und Muskelschmerzen.

Thymus mastichina L. ist auch als Wald-Majoran bekannt, obwohl er mit dem echten Majoran nicht verwandt ist. Diese Sorte empfiehlt sich bei Erkältungen und kann auch bei Kindern angewandt werden. Quendel (Thymus serpyllum L.), Jochthymian (Thymus zygis) und Spanischer Oregano (Thymus capitalus) sollten nur von erfahrenen Aromatherapeuten verwendet werden.

WACHOLDER

Wacholderöl wird aus den Beeren oder Zweigen eines Zypressengewächses gewonnen.

Botanischer Name: Juniperus communis L.

Haltbarkeit des ätherischen Öls: zwei bis drei Jahre

Hinweis: nicht geeignet in der Schwangerschaft, bei Nierenerkrankungen und einem allgemeinen Schwächezustand

Körperliche Wirkung

Wacholderöl fördert die Durchblutung, reinigt, entgiftet und entwässert. Darum ist es wirksam gegen Ödeme, Cellulite, Akne und sonstige Hautprobleme. Es stärkt die inneren Organe und hilft bei Grippe, Erkältung, Blasenentzündung und Hämorrhoiden.

Einreibungen mit Wacholderöl sind sehr effektiv bei Muskelkater, Rheuma und Gliederschmerzen, ein Wannenbad bei Wasseransammlungen, Menstruationsbeschwerden und wiederkehrenden Blasenentzündungen.

Anti-Cellulite-Öl

Rezept von Eliane Zimmermann

Mischen Sie 20 ml Traubenkernöl mit 20 ml Centella-Mazerat, 10 ml Avocadoöl, 10 Tropfen Grapefruitöl, 8 Tropfen Wacholderbeerenöl, 5 Tropfen Atlaszederöl und 5 Tropfen Rosmarinöl.

Seelische Wirkung

Wacholderöl hilft dabei, sich zu sammeln. Es wirkt innerer Zerstreutheit und Unruhe entgegen. Außerdem kann es Erschöpfung und ein Gefühl der inneren Leere mildern.

Virginia-Zeder (Red Cedar)

Botanischer Name: Juniperus virginiana L.

Das ätherische Öl dieser engen Verwandten des Wacholders regt die Lymphe an, sodass das Bindegewebe gefestigt und gereinigt wird.

WEIHRAUCH (OLIBANUM)

Weihrauchöl wird aus dem Harz eines Balsambaums gewonnen.

Botanischer Name: Boswellia sacra Flueck.

Haltbarkeit des ätherischen Öls: drei bis vier Jahre

Hinweis: Eine hohe Dosierung von Weihrauchöl in der Duftlampe bzw. im Aroma-Diffuser kann benommen machen.

Körperliche Wirkung

Es ist entzündungshemmend, schmerzstillend und reguliert das Immunsystem.

Weihrauchöl ist vor allem zur Behandlung von Beschwerden geeignet, die Haut und Atemwege betreffen.

In einer Creme regeneriert es die Haut, unterstützt die Wundheilung und Narbenbildung, wirkt gegen Geschwüre und kann die Bildung von Schwangerschaftsstreifen verhindern.

Bei Bronchitis, Husten und anderen Erkältungssymptomen hilft eine Inhalation mit Weihrauchöl.

Weihrauchöl wirkt gegen Blähungen, fördert die Menstruation und lindert Beschwerden in den Wechseljahren.

Indischer Weihrauch

Botanischer Name: Boswellia serrata

Das ätherische Öl des indischen Weihrauchs ist als Extrakt und in Form von Kapseln zum Einnehmen erhältlich. Es wirkt bei chronische-entzündlichen Darmerkrankungen wie Morbus Crohn und Colitis ulcerosa entzündungshemmend und beruhigend auf das Darmgewebe. Außerdem vermindert es die Schwellung bestimmter Hirntumore.

Seelische Wirkung

Weihrauchöl beruhigt bei Ängstlichkeit, Nervosität und Stress, weil es die Atmung verlangsamt und vertieft. Es fördert den Schlaf und gute Träume. Äthiopischer Weihrauch ist stimmungsaufhellend und löst innere Anspannung.

WINTERGRÜN

Wintergrünöl wird aus den Blättern eines Heidekrautgewächses gewonnen und ist sehr selten.

Botanischer Name: Gaultheria fragrantissima Kalm ex L.

Haltbarkeit des ätherischen Öls: drei bis vier Jahre

Hinweis: für Kinder stark verdünnen

Am besten wirkt Wintergrünöl gegen Entzündungen und Schmerzen. Damit lassen sich Muskelschmerzen nach dem Sport, Rheuma, Fibromyalgie, Gicht und ein steifes Genick behandeln. Außerdem regt Wintergrün die Durchblutung an, wirkt antioxidativ und tötet Mikroben.

Öl gegen Gelenk- und Muskelschmerzen

Rezept von Eliane Zimmermann

Mischen Sie 10 ml Johanniskrautmazerat mit 2 Tropfen Wintergrünöl, 2 Tropfen Lavandinöl und 2 Tropfen Lorbeeröl. Tragen Sie die Mischung großzügig auf die betroffene Stelle auf.

YSOP

Botanischer Name: Hyssopus officinalis var. decumbens L.

Haltbarkeit des ätherischen Öls: drei Jahre

Hinweis: in der Schwangerschaft nicht geeignet

Ysopöl wird aus dem Kraut eines Lippenblütlers gewonnen, wobei zwei Arten mit unterschiedlichen Eigenschaften als Rohstoff dienen können:

Hyssopus officinalis kann eine Fehlgeburt auslösen und enthält ein Nervengift. Es sollte nur von erfahrenen Aromatherapeuten angewandt werden und ist grundsätzlich nicht geeignet für Epileptiker und Personen mit erhöhtem Blutdruck. Hyssopus officinalis var. decumbens enthält kein Nervengift und ist darum auch für die Hausapotheke geeignet.

Körperliche Wirkung

Ysopöl befreit die Atemwege von Schleim. Es kann gegen Husten und Asthma angewandt werden und ist auch für Kinder geeignet.

Seelische Wirkung

Im Verhältnis 1:1 mit Zitronenöl in einer Duftlampe bzw. im Aroma-Diffuser verdampft, fördert Ysopöl die Konzentration.

ZEDER

Zedernöl wird aus dem Holz von zwei Zedernarten gewonnen. Das Öl der Himalajazeder (Cedrus deodora) ist milder als das Öl der Atlaszeder (Cedrus atlantica), aber in der Wirkung gleich.

Botanischer Name: Cedrus atlantica

Haltbarkeit des ätherischen Öls: zehn Jahre

Hinweis: nicht in der Schwangerschaft geeignet

Körperliche Wirkung

Zedernöl wirkt auf Körper und Seele stabilisierend und kräftigend. Es hat eine positive Wirkung auf Hautbeschwerden. Allgemein beruhigt es die Haut, sodass es bei Juckreiz und unreiner Haut hilft. Seine adstringierende Wirkung verringert Cellulite.

Zedernöl stimuliert die Lymphe, ist harntreibend und verhindert die Bildung von Steinen in Nieren und Galle. Es hat sich auch gegen Blasenentzündungen und Pilzinfektionen bewährt. Es mildert unangenehmen Schweißgeruch und hält Insekten fern. Außerdem ist Zedernöl eine wirksame Vorbereitung auf die Heuschnupfensaison.

Spray gegen Heuschnupfen

Rezept von Eliane Zimmermann

Mischen Sie 50 ml Wodka mit 20 Tropfen Zypressenöl, 10 Tropfen Zedernöl und 2 Tropfen Melissenöl. Beginnen Sie zwei Monate vor der Pollensaison damit, mehrmals täglich an diesem Spray zu riechen. Wenn die Pollen dann fliegen, sind die Symptome von Heuschnupfen deutlich schwächer.

Seelische Wirkung

Zedernöl hilft, wenn sich jemand ungenügend und fehl am Platz fühlt. Es unterstützt bei jeder Art von Wechsel und Neubeginn, sei es in der Schule, am Arbeitsplatz oder in der Partnerschaft.

ZIMT

Zimtöl kann aus zwei verschiedenen Pflanzen und insgesamt drei verschiedenen Ausgangsstoffen hergestellt werden: aus den Blättern und der Rinde des Ceylon-Zimtbaumes sowie aus Cassia-Zimt (auch chinesischer Zimt genannt). Das Öl aus Cassia-Zimt ist am schärfsten und eignet sich vor allem zum Verdampfen in Duftlampen bzw. im Aroma-Diffuser. Öl aus den Blättern des Ceylon-Zimtbaumes ist erheblich milder als Öl aus der Rinde und dabei günstiger.

Botanischer Name: Cinnamomum zeylanicum/Cinnamomum verum J. Presl.

Haltbarkeit des ätherischen Öls: drei bis vier Jahre

Hinweis: Zimtöl muss immer stark verdünnt werden. Naturrein ist es nur schwer zu bekommen, weil der Rohstoff sehr begehrt ist, und die synthetischen Öle sind noch aggressiver. Es darf nicht in der Schwangerschaft angewandt werden; Allergiker und Personen mit hohem Blutdruck sollten vorsichtig damit umgehen.

Körperliche Wirkung

Zimtöl wirkt adstringierend, darum stillt es Blutungen und mildert Cellulite. Es regt den Appetit an und fördert die Menstruation. Seine krampflösende Wirkung bewährt sich sowohl bei Magen-Darm-Beschwerden als auch bei Muskelkater.

Wegen seiner entzündungshemmenden Wirkung wird es bei Erkältungen, Infektionen und zur Pflege von Zähnen und Zahnfleisch eingesetzt. Auch Insektenbisse können damit behandelt werden; besonders effektiv ist es bei Wespenstichen.

Seelische Wirkung

Zimtöl hilft bei sexuellen Problemen wie mangelnder Lust, Impotenz und emotionaler Kälte. Es hellt die Stimmung bei allgemeiner Niedergeschlagenheit und Depressionen auf.

Raumduft gegen Kältegefühl

Rezept von Eliane Zimmermann

Mischen Sie 50 ml Wodka oder Kornschnaps gut mit 20 Tropfen Blutorangenöl, 10 Tropfen Mandarinenöl, 2 Tropfen Öl von der römischen Kamille, 1 Tropfen Öl von der Zimtrinde, 1 Tropfen von den Knospen der Gewürznelke und 1 Tropfen Cistrosenöl und lassen Sie die Mischung ein paar Tage lang ziehen. Versprühen Sie den Duft, wann immer sich ein allgemeines Kältegefühl einstellt, sei es seelisch oder körperlich.

ZITRONE

Zitronenöl wird aus den Schalen einer Zitrusfrucht gewonnen.

Botanischer Name: Citrus limon

Haltbarkeit des ätherischen Öls: ein Jahr. Danach wird Zitronenöl schnell reizend, besonders bei einem Wannenbad.

Hinweis: Zitronenöl ist fotosensitiv und muss immer stark verdünnt werden.

Körperliche Wirkung

Zitronenöl ist sehr effektiv gegen Bakterien und Viren, sodass es sich gut zur Desinfektion von Innenräumen eignet.

Es reguliert das Immunsystem, den Säure-Basen-Haushalt des Körpers und den Hormonhaushalt. Es stärkt die Gefäßwände und die Leber, verbessert die Blutgerinnung und löst Steine in Galle und Niere.

Die entzündungshemmende Wirkung macht Zitronenöl wirksam bei Erkältungen und Insektenstiche. Es hilft bei Problemen mit der Haut, etwa bei Akne, fettiger Haut, Warzen und brüchigen Fingernägeln, es entschlackt und strafft die Haut und hilft bei Nasenbluten.

Übelkeit, die infolge einer Narkose oder der Einnahme starker Medikamente auftritt, kann damit behandelt werden.

Seelische Wirkung

Zitronenöl verbessert die Konzentration. Es belebt und baut seelisch auf.

ZITRONENGRAS (LEMONGRASS)

Zitronengrasöl wird aus dem Stamm und den Blättern einer Süßgrasart gewonnen.

Botanischer Name: Cymbopogon flexuosus, Cymbopogon citratus

Haltbarkeit des ätherischen Öls: zwei Jahre

Hinweis: Zitronengrasöl kann die Haut reizen, besonders, wenn es bereits länger geöffnet ist.

Damit es wie unten beschrieben wirkt, muss es stark verdünnt werden (weniger als 1 %).

Körperliche Wirkung

Zitronengrasöl regt den Stoffwechsel an, unterstützt das Immunsystem, kräftigt und stimuliert allgemein. Wird es eingesetzt, können die roten Blutkörperchen mehr Sauerstoff aufnehmen, sodass der Körper besser entschlackt. Auch fördert es den Milchfluss in der Stillperiode. Zitronenöl hemmt Entzündungen, wirkt gegen Kopfschmerzen, Fieber und Blähungen.

Es tötet Pilze, Viren und Bakterien, davon Pilze und Viren besonders effektiv. Zitronengrasöl vertreibt schlechte Gerüche.

Seelische Wirkung

Es ist beruhigend und entspannend, hilft bei nervöser Erschöpfung, Depressionen und den Folgeerscheinungen von Stress.

ZITRONENVERBENE

Zitronenverbene wird aus dem Kraut eines Eisenkrautgewächses gewonnen, hat aber nichts mit dem Eisenkraut zu tun, das in manchen Gärten wächst.

Botanischer Name: Aloysia triphylla (früher Lippia citriodora)

Haltbarkeit des ätherischen Öls: zwei Jahre

Hinweis: Zitronenverbenenöl muss immer stark verdünnt werden. Es ist fotosensitiv und nicht für Schwangere geeignet.

Körperliche Wirkung

Zitronenverbene hemmt Entzündungen besonders effektiv.

Seelische Wirkung

Das ätherische Öl beruhigt die Nerven. Es hilft bei Depressionen, Stress, Angstzuständen, nervöser Erschöpfung und Schlafstörungen.

Massageöl gegen Schlafstörungen und nervöse Verdauungsprobleme

Rezept von Eliane Zimmermann

Mischen Sie 10 ml Jojobaöl mit 1 Tropfen Zitronenverbenenöl, 1 Tropfen Rosenöl und 2 Tropfen Bergamottöl. Tragen Sie abends ein paar Tropfen dieser Mischung auf den Solarplexus-Bereich der Fußsohlen (ungefähr in der Mitte der Sohlen) auf.

Entspannende Teemischung

Rezept von Eliane Zimmermann

Füllen Sie 50 g getrocknete Melissenblätter oder einen anderen geschmacksneutralen Kräutertee in ein luftdicht verschließbares Glas. Geben Sie 2 Tropfen Zitronenverbenenöl auf ein Stück Würfelzucker oder ein kleines, gefaltetes Stück Backpapier und legen Sie es zwischen die Teeblätter. Lassen Sie die Mischung zwei Wochen ziehen und schütteln Sie sie immer wieder. Kochen Sie den Tee danach auf Ihre gewohnte Weise.

ZYPRESSE

Zypressenöl wird aus den Früchten und den Zweigen des gleichnamigen Baums gewonnen.

Botanischer Name: Cupressus sempervirens L.

Haltbarkeit des ätherischen Öls: zwei bis drei Jahre.

Die Thuje (Thuja occidentalis) ist eng mit der Zypresse verwandt, ihr ätherisches Öl sollte aber nicht verwendet werden, weil es eine große Menge des Nervengifts Thujon enthält.

Körperliche Wirkung

Zypressenöl hilft bei allen Beschwerden, die entstehen, weil im Körper etwas aus dem Gleichgewicht geraten ist: Es löst Wasseransammlungen, fördert die Durchblutung, mildert Krampfadern, verringert die Schweißproduktion, reguliert das Immunsystem, entgiftet den Körper, glättet Cellulite und verengt bei Couperose die erweiterten Gesichtsäderchen.

Es hilft bei Beschwerden während der Menstruation und in den Wechseljahren, stillt Blutungen und wirkt harntreibend. Es wird eingesetzt gegen Durchfall, Blasen- und Prostataentzündungen. In einer Mischung mit Hamamelishydrolat kann Zypressenöl gegen Hämorrhoiden eingesetzt werden. Es vertreibt Insekten. Zypressenöl in einer Duftlampe bzw. im Aroma-Diffuser oder zwei Tropfen auf einem feuchten Handtuch, das auf einen Heizkörper gelegt wird, hilft bei Husten, besonders Keuchhusten.

Seelische Wirkung

Es mildert Nervosität und Hoffnungslosigkeit. In einer Duftlampe bzw. im Aroma-Diffuser verdampft, wirkt Zypressenöl gegen Zerstreutheit und steigert die Konzentration.

Die 50 häufigsten Beschwerden

HINWEISE ZUR GRUNDAUSSTATTUNG

Falls Sie noch keine Erfahrung mit der Anwendung von ätherischen Ölen haben, empfiehlt sich als Einstieg ein relativ preiswertes und vielseitiges Öl ohne Nebenwirkungen. In Frage kommen dafür Lavendel, Pfefferminze und Teebaum. Welches Sie nehmen, können Sie nach Ihren persönlichen Vorlieben entscheiden, zum Beispiel danach, welcher Duft Ihnen am angenehmsten ist. Viele Menschen empfinden den Geruch von Teebaumöl als gewöhnungsbedürftig, wenn nicht sogar direkt abstoßend. Ist der Einstieg vollzogen, sollten Sie alle drei genannten Öle in Ihre Hausapotheke aufnehmen:

- Lavendel ist ein universell einsetzbarer Helfer, der außerdem Sonnenbrand und Insektenstiche bekämpft.
- Pfefferminze ist vor allem zur Anwendung gegen Kopfschmerzen und Magen-Darm-Probleme geeignet sowie zur Erfrischung des Geistes.
- Bei Teebaumöl steht die antibakterielle und entzündungshemmende Wirkung im Vordergrund.
- Zusätzlich sollten Sie folgende Bereiche abdecken:
- Bei Infektionen sind außer Teebaumöl auch Manuka und Thymian Ct. Linalool wirksam.
- Häufige Erkältungen lassen sich mit Kiefer, Tanne, Eukalyptus, Kampfer, Cajeput oder Orangenblüte bekämpfen.
- Rosenöl ist unübertroffen bei Entzündungen und seelischen Verstimmungen.
- Zwei bis drei Zitrusöle sollten ebenfalls zu Ihrer Hausapotheke gehören. Die erste Wahl ist hier Zitronenöl, da es relativ preiswert ist und der Rohstoff aus Europa kommt.
- Haben Sie lebhafte Kinder, wird Ihnen Cistrosenöl oder Immortellenöl gute Dienste leisten.

AKNE

Akne und unreine Haut können viele Ursachen haben, beispielsweise Stress und chronische hormonelle Störungen. Auch die Veränderungen des weiblichen Zyklus machen phasenweise anfälliger für die ungeliebten Pusteln.

Die tiefere Ursache dürfte aber in einer falschen Ernährung liegen, durch die entweder zu wenige Nährstoffe zugeführt werden oder zu viele Kohlehydrate, vor allem zu viel raffinierter Zucker, aufgenommen wird, oder beides zugleich. Darauf deutet etwa hin, dass die pubertäre Akne zwar eindeutig mit der tiefgreifenden hormonellen Umstellung beim Übergang vom Kind zum Erwachsenen zusammenhängt und somit etwas ist, das an sich alle Menschen betrifft. Nichtsdestoweniger leiden Teenager in Ländern, in denen kaum Weizenmehl und raffinierter Zucker gegessen werden, deutlich seltener und weniger an Akne als Teenager in Europa und Nordamerika. Ein weiterer Hinweis ist, dass mittlerweile Akne häufig nicht mehr mit dem Ende der Pubertät verschwindet, sondern ein ständiger Begleiter des Erwachsenenlebens bleibt, obwohl der Umbau des Körpers abgeschlossen ist.

Es lohnt sich also, es langfristig mit einer Ernährungsumstellung zu versuchen und kurzfristig ätherische Öle zur Unterstützung heranzuziehen. Hier gibt es zum Glück mehrere Möglichkeiten. Allgemein beruhigend auf entzündete Haut wirkt eine Mischung aus 10 ml Jojobaöl und ein bis zwei Tropfen von zweien der folgenden ätherischen Öle: Rose (destilliert), Kamille, Schafgarbe, Melisse, Zitronengras, Zitrone, Melissenhydrolat.

Bei Säuglingsakne können Sie das Gesicht des Kindes nach dem Essen vorsichtig mit Lavendelhydrolat waschen. Wenn Sie zu heftig reiben, verschlimmert sich das Hautbild.

Wissenschaftliche Studien haben ergeben, dass Teebaumöl bei pubertärer Akne genauso effektiv ist wie herkömmliche medizinische Präparate. Ebenfalls gut wirken Geranie, Vetiver, Sandelholz, Lavendel, Zitronengras, Zeder, Eukalyptus (Eucalyptus radiata), Orange und Basilikum. Ein Tropfen eines dieser Öle kann unverdünnt und wiederholt auf die betroffene Stelle aufgetragen werden, um die Beschwerden zu lindern.

Inhalation

Von Akne Betroffene können einmal pro Woche nach der Reinigung der Haut inhalieren, um die Poren zu öffnen und die Talgdrüsen zu weiten.

Dafür eignen sich Kamille, Rosmarin und Lavendel, entweder einzeln oder in einer Mischung.

Maske mit Heilerde

Rezept von Irene Dalichow

Zusätzlich können Sie ebenfalls einmal pro Woche eine Maske mit Heilerde auftragen.

Mischen Sie dazu einen gehäuften Esslöffel Heilerde mit 2-3 EL Wasser, Kamillentee oder frisch gepresstem Zitronensaft und zwei bis drei Tropfen Jasmin, Kamille oder Zitrone (einzeln oder gemischt) zu einem dicken Brei. Tragen Sie den Brei auf das gereinigte Gesicht auf, wobei Sie die Augenpartie großzügig aussparen sollten. Waschen Sie die Maske gründlich ab, sobald die Heilerde zu bröckeln beginnt, und tragen Sie zuletzt eine pflegende Hautcreme auf.

Maske mit Honig

Rezept von Shirley Price

Mischen Sie 1 TL qualitativ hochwertigen Honig mit ein bis zwei Tropfen Rosen-, Rosengeranien-, Kamillen- oder Lavendelöl. Tragen Sie die Mischung auf das gereinigte Gesicht auf. Waschen Sie die Maske nach 10-15 Minuten gründlich ab und tragen Sie zuletzt Hautcreme auf.

Klärendes Gesichtswasser

Rezept von Eliane Zimmermann

Lösen Sie 4 Tropfen Teebaumöl, 4 Tropfen Salbeiöl, 2 Tropfen Patschuliöl, 2 Tropfen Benzoe-Resinoid und 2 Tropfen Zitronenmyrtenöl in 10 ml Branntwein vollständig auf und vermischen Sie die Emulsion danach gut mit 50 ml Hamamelishydrolat und 50 ml alkoholhaltigem Rosenhydrolat. Geben Sie etwas von dem Gesichtswasser auf ein Wattepad und reinigen Sie das Gesicht damit porentief.

Ölmischung bei akuter Akne

Rezept von Eliane Zimmermann

Mischen Sie 4 Tropfen Manukaöl, 4 Tropfen Teebaumöl, 4 Tropfen Lavendelöl und 1 Tropfen destilliertes Rosenöl oder 2 Tropfen Palamrosaöl mit 10 ml Wodka oder 40 %-igem Gin. Tupfen Sie die Mischung nur auf einzelne entzündete Stellen und verbrauchen Sie sie innerhalb von drei Monaten. Danach können sich sonst Keime bilden.

ALLERGIEN

Eine Allergie ist immer eine Fehlreaktion des Immunsystems – ein harmloser Stoff wird bekämpft wie ein schädlicher. Die tieferen Ursachen sind vielfältig, und nicht immer ist klar, welche in einem konkreten Fall in Frage kommt. Eine übermäßige Belastung des Körpers mit Umweltgiften und/oder Schwermetallen kann Allergien auslösen, aber auch eine Schädigung der Darmwand und des Mikrobioms im Darm. Seit Jahren wird zudem intensiv darüber diskutiert, ob übermäßige Hygiene und eine geradezu keimfreie Umgebung in den Kinderzimmern Allergien fördern, weil das Immunsystem so zu wenig daran gewöhnt ist, mit körperfremden Stoffen umzugehen. Gerade, wenn die Allergien ab einem bestimmten Punkt immer mehr werden und auch an Intensität gewinnen, sollten Sie sich auf eine ernsthafte Krankheit hin untersuchen lassen.

Ätherische Öle können nicht die Allergie selbst bekämpfen, aber die unterschiedlichen Symptome lindern, die mit einer solchen einhergehen: Hautausschläge, eine rinnende oder verstopfte Nase, juckende und brennende Augen und so weiter. Lavendelöl wirkt besonders gut, wenn eine Histaminunverträglichkeit vorliegt. Bei Heuschnupfen kann es unverdünnt um die Augen herum und im Nacken verrieben werden.

Zitrone, Pfefferminze und Lavendel gemeinsam in der Duftlampe bzw. im Aroma-Diffuser verdampft, ergeben eine sehr effektive Mischung, um die Raumluft von Allergenen zu befreien. Um allergische Reaktionen zu stabilisieren, kann ein Tropfen der folgenden Mischungen in einer Duftlampe bzw. im Aroma-Diffuser verdampft oder in einen Balsam eingearbeitet werden: Atlaszeder und Zypresse, Manuka und Atlaszeder, Melisse und Kamille, Myrte und Niaouli.

ÄNGSTE UND ANGSTZUSTÄNDE

Ängste können viele Auslöser haben, darunter nicht aufgearbeitete Traumata aus der Vergangenheit, das Bewusstsein, bald vor einer großen Herausforderung oder Prüfung zu stehen oder ein allgemeines Klima der Unsicherheit, wie wir es alle während der Corona-Pandemie erlebt haben und weiter erleben. Dann gibt es noch Menschen, die grundsätzlich eine eher ängstliche, zaudernde Veranlagung haben. Mehrere ätherische Öle helfen Ihnen dabei, diese inneren Gespenster zurückzudrängen.

Fichte, Rainfarn, Lavendel, Bergamotte, Rose, Kamille und Weihrauch wirken allesamt beruhigend. Zum Teil haben sie weitere Eigenschaften, die sich positiv auf Ängste auswirken. Bergamotte etwa hebt die Stimmung, Rose stabilisiert das körperliche und seelische Wohlbefinden. Bei akuten Ängsten hilft es, je einen Tropfen von drei der folgenden Öle in eine Duftlampe bzw. in den Aroma-Diffuser zu geben, sie über ein Taschentuch einzuatmen oder einen damit hergestellten Balsam aufzutragen: Neroli, Petit Grain, Orangenblütenhydrolat, Kamille, Mandarine, Lavendel, Majoran, Melisse, Ylang Ylang und Iris (1 %-ig). Daneben können mehrere Ölmischungen unterschiedliche Aspekte oder emotionale Ursachen von Ängsten bekämpfen:

- Eine Mischung aus Fichte, Rainfarn und Weihrauch macht Mut und stärkt die eigenen Gefühle.
- Umstände zu akzeptieren, die man nicht ändern kann, erleichtert eine Mischung aus Geranie, Weihrauch, Sandelholz und Neroli.
- Beruhigend, besonders auf frischgebackene Mütter und Säuglinge, wirkt eine Mischung aus Jasmin, Ylang Ylang, Geranie und Rose.
- Mandarine, Kamille, Patschuli und Ylang Ylang bauen innere Anspannung ab und verschaffen ein Gefühl des Friedens.
- Für körperliche und geistige Ausgeglichenheit sorgen Ylang Ylang, Sandelholz, Geranie und Rainfarn.
- Die Auflösung von Traumata unterstützen Weihrauch, Baldrian, Fichte, Sandelholz, Immortelle und Rose.
- Bergamotte, Melisse, Rose, Myrrhe und Sandelholz vermitteln ein Gefühl von Schutz und Geborgenheit.

Gegen Prüfungsangst hilft eine Mischung aus Mandarine, Kamille, Patschuli, Ylang Ylang, Orange und Balsamtanne in der Duftlampe bzw. im Aroma-Diffuser verdampft. Alternativ können Sie je einen Tropfen von drei der folgenden Öle verdampfen oder über ein Taschentuch einatmen: Neroliöl, Zitronenöl, Limettenöl, Orangenblütenhydrolat, Zypressenöl, Atlaszedernöl, Zitronenbasilikumöl, Petit-Grain-Öl oder Kardamomöl. Die zweite Mischung hilft auch, wenn jemand Angst vor neuen und unbekannten Situationen hat.

Guten Schlaf trotz Ängsten ermöglicht folgende Mischung: 3 Tropfen Vanille-Extrakt, 2 Tropfen Öl der roten Mandarine, 1 Tropfen Lavendelöl, 1 Tropfen römische Kamille und 10 ml Jojobaöl. Tragen Sie sie auf die Fußsohlen auf. Sie ist gerade auch für ängstliche Kinder geeignet.

Massagebalsam gegen Ängste
Rezept von Eliane Zimmermann

Schmelzen Sie 30 g Sheabutter, einen Tropfen Irisöl und fünf Tropfen Vanille-Extrakt vorsichtig miteinander. Tragen Sie den Balsam auf die Herzgegend auf, sobald Ängste Sie ergreifen.

ARTHROSE

Arthrose ist eine entzündliche und schmerzhafte Erkrankung der Gelenke. Die tiefere Ursache ist nach wie vor nicht geklärt; Mediziner vermuten unter anderem einen Mangel des Spurenelements Bor. Fest steht allerdings, dass Sie die damit verbundenen Beschwerden lindern können, indem Sie Nahrungsmittel von Ihrem Speiseplan streichen, die Entzündungsreaktionen im Körper fördern. In erster Linie sind das Produkte aus Weizen und anderen glutenhaltigen Getreidesorten.

Für die kurzfristige Behandlung der aktuellen Beschwerden können wiederum ätherische Öle viel leisten. Dazu eignen sich Ingwer, Kamille, Pfefferminze, Rosmarin, Wacholder, Weihrauch und Zitronengras. Verwenden Sie eines dieser Öle in Wannenbädern, Fußbädern, Massageölen oder Einreibungen. Nehmen Sie für eine Einreibung 1 EL Johanniskrautmazerat und 1 Tropfen ätherisches Öl.

Johanniskrautmazerat selbst gemacht

Rezept von Irene Dalichow

Johanniskrautmazerat ist ein idealer Träger für alle ätherischen Ölmischungen, die Schmerzen lindern sollen, und lässt sich ganz leicht selbst herstellen.

Sterilisieren Sie ein großes Glas und füllen Sie es danach zu rund einem Drittel mit den Blüten des Johanniskrauts. Füllen Sie das Glas bis fast an den Rand mit hochwertigem Olivenöl auf und verschließen Sie es.

Stellen Sie das Glas danach an einen warmen Ort. Sie können es auch im Freien ins Sonnenlicht stellen, sollten es dann aber immer hereinholen, bevor es am Abend kühl wird. Tauschen Sie die Blüten aus, sobald sie braun und kraftlos werden – insgesamt können Sie die Blüten bis zu vier Mal erneuern.

Dann können Sie das Öl filtern und in kleinere Flaschen abfüllen. Gut vor Licht und Luft geschützt, hält sich Johanniskrautmazerat mehrere Wochen bis hin zu mehreren Monaten.

ASTHMA

Asthma erfordert selbstverständlich ärztliche Behandlung; mit ätherischen Ölen können Sie allerdings den Anfällen ihre Wucht nehmen.

Bestreichen Sie dazu die Fußsohlen und den Bauch mit verdünntem Eukalyptusöl (Eucalyptus radiata), Zitroneneukalyptusöl, Myrtenöl, Balsamtannenöl oder Weihrauchöl. Betroffene können diese Öle grundsätzlich auch einatmen, allerdings darf das nur nach Absprache mit dem behandelnden Arzt geschehen. Über Nacht hat sich die rektale Anwendung bewährt. Verdünnen Sie dazu eines der genannten Öle, füllen es in eine Kapsel und führen es rektal ein. Es gibt Apotheken, die auf die Herstellung solcher Aroma-Zäpfchen spezialisiert sind.

Badesalz bei Asthma und ähnlichen Atemwegserkrankungen

Rezept von Eliane Zimmermann

Mischen Sie drei Teile Orangenöl, zwei Teile Petit-Grain-Öl und einen Teil Neroliöl. Emulgieren Sie fünf bis sieben Tropfen der Mischung mit so viel Honig, wie in einen Eierbecher passt, und bereiten Sie damit ein Wannenbad. Diese Anwendung ist auch für Kinder und Schwangere geeignet; sie hat sich sogar für Kinder besonders bewährt, falls sie regelmäßig wiederholt wird.

AUTISMUS

Bei den Störungen des Autismus-Spektrums ist vieles noch ungeklärt. Fest steht, es gibt keinen Zusammenhang mit Impfungen. Die neuesten Forschungen gehen von einem Zusammenhang zwischen Autismus und einem geschädigten Darm bzw. einem geschädigten Mikrobiom aus und es gibt auch Hinweise, dass sich die Begleiterscheinungen durch eine Ernährungsumstellung mildern lassen. Denselben Effekt haben ätherische Öle. Sie beruhigen und helfen den Betroffenen, einen besseren Kontakt zu ihrer Umwelt aufzubauen bzw. selbst besser zugänglich zu sein.

- Lavendelöl ist der erste Tipp, um jemanden zu beruhigen. Ist es nicht stark genug, leistet Vetiveröl gute Dienste.
- In der Duftlampe bzw. im Aroma-Diffuser hilft eine Mischung aus Mandarine, Orange, Ylang Ylang und Patschuli.
- Geeignet sind auch erdende Öle mit einem ausgleichenden Effekt wie Balsamtanne, Sandelholz, Zeder, Rosmarin und Basilikum. Ähnlich wirken Weihrauch, Lavendel und Melisse. Am besten verwenden Sie diese Öle abwechselnd, damit jedes einmal seine Wirkung entfalten kann.
- Immortellenöl verstärkt die Nervenimpulse, die im Körper gesendet werden. Zitrone, Pfefferminze, Sandelholz, Zeder, Rosmarin und Basilikum regen die Gehirntätigkeit an.

Mit diesen Ölen können Sie eine Langzeitkur durchführen, die das soziale Verhalten eines Betroffenen verbessert. Geben Sie dazu nacheinander je einen Tropfen aller genannten Öle auf die Fußsohlen. Beginnen Sie dabei auf der großen Zehe des rechten Fußes und verreiben Sie das Öl im Uhrzeigersinn. Nachdem Sie so beide Füße eingerieben haben, kitzeln Sie den Betroffenen am Rücken, um die dort ansetzenden Nerven zu stimulieren. Anschließend soll er sich in Embryonalstellung hinlegen. Reiben Sie zuletzt eine Mischung aus Fichte, Rainfarn und Weihrauch drei Mal kreisend auf den Bereich zwischen Kreuzbein und Hals. Eine Besserung tritt erst nach mehreren Wochen ein und auch das nur, wenn Sie die Prozedur zwei bis drei Mal pro Tag durchführen.

BLÄHUNGEN

Praktisch jeder Mensch wird zumindest gelegentlich von Blähungen heimgesucht; sie sind peinlich, aber nicht unbedingt schmerzhaft oder unangenehm. Die Ursache liegt in der Ernährung, entweder in ungewohnten Speisen oder Lebensmitteln, die Sie nicht vertragen. Manche Ernährungsberater sind der Ansicht, der Normalzustand bestehe darin, niemals Blähungen zu haben. Sobald sie auftreten, sei das ein Zeichen für eine versteckte Unverträglichkeit, sodass die Ursache besser vom Speiseplan gestrichen werden sollte. Ob diese strenge Sichtweise gerechtfertigt ist, sei dahingestellt. Bei einem häufig auftretenden und körperlich unangenehmen Gefühl des Aufgeblähtseins ist es aber auf jeden Fall ein guter Rat, die eigenen Essgewohnheiten zu prüfen.

Wenn Sie (noch) nicht wissen, was Ihnen zu schaffen macht, können ätherische Öle Sie dabei unterstützen, das Aufgeblähtsein und Unwohlsein zu bekämpfen. Geeignet sind hier vor allem Anis, Bergamotte, Estragon, Fenchelsamen, Gewürznelke, Ingwer, Kamille, Kardamom, Koriander, Kümmel, Kreuzkümmel, Lavendel, Majoran, Patschuli, Pfefferminze, Rosmarin, Wacholder, Weihrauch, Zimtblätter, Zitrone und Zitronengras.

Anisöl und Korianderöl fördern allgemein die Verdauung. Fenchel und Kreuzkümmel lassen Blähungen entweichen, während Majoran die damit einhergehenden Bauchschmerzen lindert. Mehrere dieser ätherischen Öle werden aus Pflanzen gewonnen, die auch als Gewürze verwendet werden. Falls Sie bereits wissen, dass Ihnen eine bestimmte Speise Blähungen verursacht, können Sie ihr eines oder mehreres dieser Gewürze beigeben, um deren blähende Wirkung von vornherein zu mildern. Die ätherischen Öle können Sie für eine Kompresse auf dem Bauch oder für eine Massage verwenden. Mischen Sie für eine Massage einige Tropfen ätherisches Öl mit Pflanzenöl und reiben Sie damit den Bauch sanft im Uhrzeigersinn ein (der Darm verläuft ebenfalls im Uhrzeigersinn). Legen Sie danach ein Handtuch und nach Wunsch einen Thermophor auf den Bauch, um die Wirkung der ätherischen Öle mit Wärme zu unterstützen.

Blähungen bei Säuglingen

Mischen Sie für ein Massageöl 10 ml Mandelöl mit 1 Tropfen Fenchelöl, 1 Tropfen Korianderöl, 1 Tropfen Kümmelöl und 1 Tropfen rotes Mandarinenöl.

Verwenden Sie einen Tropfen verdünntes Fenchelöl für eine Kompresse oder ebenfalls für eine Massage. Tränken Sie eine Stoffwindel mit warmem Wasser und geben Sie einen Tropfen Öl der römischen Kamille auf das feuchte Tuch. Legen Sie die Windel auf den Bauch des Kindes und darüber ein trockenes Handtuch und eine Decke.

Bewährt hat sich auch 1 Tropfen Pfefferminzöl mit Kokosöl verdünnt, das auf die Fußsohlen gestrichen wird.

DEPRESSIVE VERSTIMMUNGEN

Echte Depressionen sind eine schwerwiegende Erkrankung, die von einem Arzt behandelt werden muss und gegen die ätherische Öle nichts ausrichten können. Sie helfen aber dabei, die Stimmung bei den leichten depressiven Verstimmungen aufzuhellen, die sich aus Widrigkeiten im Alltag ergeben, sei es nach einem Todesfall, einer Trennung, wegen zu wenig Tageslicht im Winter oder nach einer Geburt.

Jeder Aromatherapeut empfiehlt andere ätherische Öle als stimmungsaufhellend, sodass Sie auf eine breite Palette zurückgreifen können, um das für Sie passende herauszusuchen. Im Grunde ist es so, dass jedes ätherische Öl, dessen Duft Sie mögen, Ihre Stimmung aufhellen kann. Manche von ihnen beeinflussen aber darüber hinausgehend speziell unseren Gefühlshaushalt. Dazu zählen Jasmin, Kamille, Lavendel, Melisse, Rose, Rosengeranie, alle Zitrusöle, Gewürznelke, Kardamom, Koriander, Weihrauch, Zimtblätter, Zitronengras, Sandelholz und Ylang Ylang. Wichtig ist, dass die stimmungsaufhellende Wirkung nur eintreten kann, wenn der oder die Betroffene den Duft des ätherischen Öls uneingeschränkt als angenehm empfindet. Süße Blütendüfte wie Rose, Rosengeranie, Ylang Ylang und Jasmin beeinflussen direkt das Gefühlszentrum im Gehirn. Einen ähnlichen Effekt haben alle Zitrusöle, die für viele Menschen zu den am besten riechenden ätherischen Ölen gehören.

Die genannten Öle können Sie für Bäder und Fußbäder, ein Duschpeeling, eine Einreibung oder eine Massage verwenden, in der Duftlampe bzw. im Aroma-Diffuser verdampfen oder einfach über ein Taschentuch einatmen. Jasmin Absolue und Bergamottöl verstärken die Ausschüttung des „Glückshormons“ Serotonin, das einem seelischen Tief unmittelbar entgegenwirkt. Eine wirksame Ölmischung gegen seelische Tiefs besteht aus Rosengeranie, Jasmin Absolue, Palmarosa, Rose, römischer Kamille, Zitrone, Bergamotte, Mandarine und Ylang Ylang. Sie ist sowohl für Kinder als auch für Erwachsene geeignet. Bei depressiven Verstimmungen nach der Geburt helfen Rosenöl, Rosenhydrolat sowie alle Zitrusöle besonders gut. Sie können direkt daran riechen, Sie in die Duftlampe bzw. in den Aroma-Diffuser geben oder verdünnt über dem Herz und auf den Fußsohlen auftragen.

In den ersten Tagen nach der Geburt sind Stimmungsschwankungen und depressive Verstimmungen normal, da sie von der hormonellen Umstellung verursacht werden. Bessert sich dieser Zustand über Wochen hinweg nicht, spricht man von einer Wochenbett-Depression, die wie jede andere Depression ärztlich behandelt werden muss.

Neuere Forschungen legen allerdings nahe, dass sämtliche Varianten des „Baby-Blues“ wesentlich unwahrscheinlicher sind, falls die Mutter während der Schwangerschaft ausreichend mit Nährstoffen versorgt war. Depressive Verstimmungen sind laut dieser These die Folge davon, dass nicht genug Nährstoffe übrig bleiben, um neben den körperlichen Prozessen auch die Psyche im Gleichgewicht zu halten. Der menschliche Körper hat eine klare Prioritätenliste, wofür er Nährstoffe verwendet. An erster Stelle steht die Aufrechterhaltung aller lebensnotwendigen Grundfunktionen wie Atem und Herzschlag, an zweiter Stelle das Heilen von Krankheiten und Verletzungen. Erst danach kommen eine ausgeglichene Psyche und „Schönheit“, das heißt, eine makellose Haut, geschmeidiges Haar, feste Nägel und Ähnliches.

DURCHFALL

Durchfall stellt sich nach dem Verzehr bereits nicht mehr genießbarer Lebensmittel ein, wegen ungewohnter Kost, einer Infektion mit Viren oder Bakterien oder infolge von Stress. Mit folgenden ätherischen Ölen können Sie die damit einhergehenden Schmerzen und Krämpfe lindern: Eukalyptus, Fenchel, Ingwer, Kamille, Kardamom, Kümmel, Pfefferminze, Rosmarin, Zimtblätter, Zypresse. Bereiten Sie damit eine Kompresse, ein Wannenbad oder ein Massageöl für eine Bauchmassage oder riechen Sie einfach über ein Taschentuch daran.

ERKÄLTUNG

Erkältungen sind in der kalten Jahreszeit scheinbar unvermeidlich und ein weitverbreitetes Bonmot besagt, dass sie (im Unterschied zur echten Grippe!) in jedem Fall nach sieben Tagen wieder vergehen – gleich, ob man sie mit Medikamenten bekämpft oder nicht. Ätherische Öle können Ihnen dabei helfen, Erkältungen überhaupt zu vermeiden, sie gerade noch abzuwenden oder, falls das alles nichts geholfen hat, ihre unterschiedlichen Begleiterscheinungen zu mildern. Ingweröl ist sehr gut geeignet, um Erkältungen vorzubeugen. Ein Ingwerbad wärmt auch, wenn die Erkältung bereits ausgebrochen ist. Emulgieren Sie dazu 1 bis 2 Tropfen Ingweröl in Milch oder Honig und bereiten Sie damit ein Wannenbad. Alternativ können Sie auch 1-2 EL geriebene Ingwerwurzel in einem Stoffsäckchen ins Badewasser geben.

In der Erkältungssaison können Sie eine Mischung aus Gewürznelke, Zimt, Zitrone, Rosmarin, Eukalyptus, Teebaum, Zitronengras, römischer Kamille, Angelika, Lorbeer, Majoran und Geranie zur Luftdesinfektion verdampfen. Vorbeugend wirkt auch eine Mischung aus 1 Tropfen Zitronenöl, 2 Tropfen Eukalyptusöl (Eucalyptus radiata), 3 Tropfen Rosmarinöl und 2 Tropfen Pfefferminzöl. Sie kann in der Duftlampe bzw. im Aroma-Diffuser verdampft oder über ein Taschentuch eingeatmet werden.

Der einfachste Weg, eine sich bereits ankündigende Erkältung noch abzuwenden, besteht darin, mit Teebaumöl zu gurgeln. Geben Sie dazu rund fünf Tropfen in ein Glas mit lauwarmem Wasser und gurgeln Sie schluckweise damit. Schwenken Sie das Glas vor jedem Schluck ein wenig, da das ätherische Öl an der Oberfläche schwimmt. Wiederholen Sie diesen Vorgang alle paar Stunden, bis Sie sicher sind, dass sämtliche Anzeichen einer Erkältung verschwunden sind. Wichtig ist, dass Sie schon bei den allerersten Signalen aktiv werden müssen, damit diese Methode wirkt – beim allerersten Kratzen im Hals, beim allerersten Schniefen durch die Nase. Teebaumöl wirkt zwar auch effektiv gegen die Symptome einer voll ausgebrochenen Erkältung, aber verhindern kann es eine solche nur unmittelbar am Anfang.

Sehr wirksam, um eine beginnende Erkältung abzuwenden, ist auch folgende Mischung: Verdünnen Sie 3 Tropfen Lavendelöl, 2 Tropfen Thymianöl Ct. Linalool, 1 Tropfen Zimtblätteröl, 1 Tropfen Zitronenmyrte und 1 Tropfen destilliertes Ingweröl mit 10 ml Johanniskrautöl und verreiben Sie die Mischung auf den Fußsohlen. Ziehen Sie danach warme Wollsocken an, um die Wirkung zu verstärken. Die Mischung ist stark, aber effektiv.

Geben Sie bei Schnupfen, Bronchitis oder Nebenhöhlenentzündungen einen Tropfen eines der folgenden ätherischen Öle in eine Duftlampe bzw. in den Aroma-Diffuser oder arbeiten Sie ebenfalls einen Tropfen in einen Balsam ein: Cajeput, Niaouli, Kampfer, Eukalptus (Eucalptus radiata), Ysop (Hyssopus decumbens), Myrte, Thymian (Thymus mastichina). Eine Mischung aus Zitroneneukalyptus, Eukalyptus (Eucalyptus globolus oder Eucalyptus radiata), Majoran, Zypresse und Lavendel macht die Atemwege frei. Sie können direkt daran riechen oder sie in die Duftlampe bzw. in den Aroma-Diffuser geben. Denselben Zweck erfüllt aber auch eines dieser Öle alleine angewandt.

Für die Atemwege besonders wohltuend ist eine Mischung aus Pfefferminze, Zitrone und Eukalyptus (Eucalyptus radiata oder Eucalyptus globolus). Sie können Sie in der Duftlampe bzw. im Aroma-Diffuser verdampfen, um den Raum zu desinfizieren, oder einen feuchten Wickel damit machen. Tragen Sie aber Pfefferminzöl bei Säuglingen niemals auf die Brust auf, weil es zu intensiv ist! Alternativ hilft eine Mischung aus Zitrone, Eukalyptus (Eucalyptus radiata), Rosmarin, Pfefferminze und Zypresse. Entweder Sie streichen sie mit Pflanzenöl verdünnt auf Stirn, Hals, Brust, oberen Rücken und Fußsohlen oder Sie emulgieren sie mit Honig und bereiten damit ein Wannenbad.

Zum Einreiben eignet sich auch eine Mischung aus Eukalyptus (Eucalyptus radiata), Basilikum, Pfefferminze und Teebaumöl, die mit Pflanzenöl verdünnt wird. Emulgieren Sie für eine Inhalation einen Tropfen Eukalyptusöl (Eucalyptus globolus) mit 1 EL Sahne und fügen Sie der Mischung 2 l kochendes Wasser hinzu. Als Getränk während Erkältungen ist Wasser empfehlenswert, das mit einem Tropfen eines beliebigen Zitrusöls versetzt wurde. Zum Gurgeln und als Raumspray eignet sich eine Mischung aus Gewürznelke, Zimt, Zitrone, Rosmarin und Eukalyptus.

Emulgieren Sie für ein wohltuendes Wannenbad 25 Tropfen Cajeputöl, 20 Tropfen Lavendelöl und 10 Tropfen Thymianöl Ct. Linalool mit ½ kg Meersalz und bereiten Sie mit jeweils 100 g Salz ein Wannenbad. Ein wärmendes Erkältungsbad erhalten Sie, wenn Sie 5 Tropfen Eukalyptusöl (Eucalyptus globolus) und 5 Tropfen Orangenöl mit 150 g Meersalz emulgieren. Verwenden Sie jeweils 4 EL des Salzes für ein Bad.

FIEBER

Fieber ist keine Krankheit, sondern ein Symptom und an sich eine gute Einrichtung des Körpers. So bringt er sich selbst auf die Temperatur, mit der er diverse Krankheitserreger am besten bekämpfen kann. Dauert Fieber jedoch zu lange oder steigt es zu hoch, wirkt es stark auszehrend oder sogar gesundheitsbedrohlich. Dann kann es notwendig werden, es zu senken. Für diesen Zweck eignen sich auch ätherische Öle.

In diesem Fall ist Pfefferminzöl gewissermaßen der Klassiker. Es kann verdünnt auf die Fußsohlen aufgetragen oder auf ein feuchtes Tuch getröpfelt werden, das auf die Stirn gelegt wird (achten Sie darauf, dass das ätherische Öl nicht in die Augen gerät). Vermischt mit Olivenöl, können Sie Pfefferminzöl auch im Nackenbereich auftragen. Kühlend wirkt auch eine Mischung aus grüner Minze, Pfefferminze, Teebaum (Melaleuca ericifolia) und Tanne, die verdünnt auf Brust, Bauch, Füße, Hals und Kopf aufgetragen wird.

Die Anwendung von Pfefferminzöl zur Fiebersenkung gilt allerdings als nicht ganz unproblematisch. Auf der sicheren Seite sind Sie, wenn Sie stattdessen auf Waschungen mit Pfefferminzhydrolat zurückgreifen. Erwärmen Sie dazu das Hydrolat, bis es eine Temperatur hat, die etwa 5 °C unter der Körpertemperatur des Kranken liegt. Auch Kompressen mit Rosenhydrolat auf Stirn und Wangen wirken bei Fieber kühlend. Das Hydrolat sollte hier Zimmertemperatur haben. Rosenhydrolat ist auch für die Anwendung bei Säuglingen und Kleinkindern geeignet.

HALSSCHMERZEN

Halsschmerzen sind eine häufige und unangenehme Begleiterscheinung von Erkältungen. Sie können aber auch andere Ursachen haben, beispielsweise zu starke Zugluft, die sich auf die Schleimhäute schlägt.

Um den Schmerz zu lindern, können Sie mit Sandelholzöl gurgeln. Manche Menschen sprechen auf Sandelholz besonders gut an. Bei ihnen reicht es schon, einen Tropfen unverdünnt im Nacken zu verreiben. Eine Einreibung mit Wacholderöl auf dem Hals lindert ebenfalls den Schmerz. Sie können auch 1 Tropfen Eukalyptusöl in Honig emulgieren und einer Tasse Tee beimischen.

Gut geeignet sind außerdem Muskatellersalbeihydrolat, Salbeihydrolat, Sandelholzhydrolat, Eukalyptusöl, Zitronenöl, Pfefferminzöl und Rosmarinöl. Mischen Sie eines der ätherischen Öle im Verhältnis 1:1 mit Pflanzenöl und tragen Sie einen Tropfen auf Stirn, Hals, obere Brust, Rücken und Fußsohlen auf. Sie können sie auch für ein Wannenbad und zum Inhalieren verwenden oder, mit Honig emulgiert, innerlich anwenden.

HÄMORRHOIDEN

Hämorrhoiden sind Krampfadern im Analbereich, über die kaum je gesprochen wird, die aber recht viele Menschen betreffen. Sie treten sehr häufig in der Schwangerschaft auf, weil das wachsende Kind auf die Blutgefäße der Mutter drückt. Mit ätherischen Ölen können Sie Juckreiz, Schmerzen und das generelle Missempfinden lindern.

Massieren Sie die betroffene Stelle mit einer Mischung aus ein bis zwei Tropfen Kamille, Koriander, Wacholder, Weihrauch oder Zypresse und 1 TL Trägeröl.

Nicht nur gegen Hämorrhoiden, sondern auch allgemein gegen Krampfadern hilft folgendes Rezept: Mischen Sie 50 ml Hamameliswasser mit 5 Tropfen Rosengeranienöl, 5 Tropfen Zypressenöl, 1 Tropfen Sandelholzöl und 1 Tropfen Mastixharz. Geben Sie die Mischung tropfenweise auf ein Wattepad und betupfen Sie damit die betroffene Stelle. Alternativ können Sie nur die vier ätherischen Öle in einen Balsam aus Sheabutter einarbeiten. Schmelzen Sie für diesen 20 g Sheabutter und 10 g eines Trägeröls über einem Wasserbad.

Zur Behandlung von Hämorrhoiden eignen sich auch Sitzbäder oder Waschungen mit Cistrose, Immortelle, Weihrauch oder Zypresse.

HARNWEGSINFEKTE

Aufgrund ihrer Anatomie sind Frauen und Mädchen wesentlich anfälliger für Harnwegsinfekte als Jungen und Männer. Wiederkehrende Blasenentzündungen können unter anderem der Preis für ein aktives Sexualleben sein.

Um Blasenentzündungen vorzubeugen, haben sich Präparate aus Kapuzinerkresse und Meerrettich oder Cranberrys bewährt. Kommt die Vorbeugung zu spät oder verfehlt sie ihre Wirkung, können ätherische Öle die Symptome lindern und eine Behandlung mit Antibiotika unterstützen. Rosengeranienöl verstärkt etwa die Wirkung von Antibiotika, falls es innerlich angewandt wird. Zitrone, Wacholder, Oregano und Weihrauch sind die erste Wahl bei Harnwegsinfekten. Wacholderöl ist in der Apotheke auch in Form von Kapseln zum Einnehmen erhältlich. Mit den folgenden ätherischen Ölen können Sie ebenfalls geeignete Wannenbäder, Massageöle für eine Massage des ganzen Körpers oder nur des unteren Bauchs und Kompressen für den Bauch bereiten: Bergamotte, Eukalyptus, Lavendel, Rosengeranie, Niaouli, Sandelholz.

Ein Tropfen Zitronenöl, der mehrmals am Tag in einem Glas Wasser oder Saft oder vermischt mit fermentierten Produkten (etwa Naturjoghurt, Sauerkraut) innerlich angenommen wird, beseitigt die Symptome. Die Besserung tritt oft schon nach dem zweiten Glas ein. Zitronenöl unterstützt die Bildung von Vitamin A im Körper, das entzündungshemmende Eigenschaften hat.

Kamillenöl, das mit Mandelöl verdünnt wird, hilft gegen Schmerzen und Juckreiz im Intimbereich. Bei wiederkehrenden Blasenentzündungen hilft eine Kur mit Sandelholzhydrolat. Nehmen Sie dazu über drei Wochen hinweg drei Mal pro Tag einen Teelöffel Hydrolat ein. Wiederholen Sie die Kur nach zwei Wochen Pause, falls weiterhin Bedarf besteht.

HAUTPROBLEME

Ätherische Öle können Ihnen dabei helfen, die verschiedenen Erscheinungen zu bekämpfen, die Sie vom Ideal der Pfirsichhaut entfernen. Besonders trockene und darum raue und aufgeplatzte Hautstellen können Sie mit Benzoeöl, Vetiveröl, Weihrauchöl, Cistroseöl, Immortellenöl und Immortellenhydrolat behandeln. Mischen Sie dazu je einen Tropfen von zweien dieser Öle mit 10 ml Sheabutter, Olivenöl oder Avocadoöl. Raue und entzündete Hautstellen können Sie mit Rosen- oder Kamillenhydrolat besprühen. Sobald das Hydrolat getrocknet ist, lässt sich die Wirkung mit einer Mischung aus 20 g Sheabutter, 10 g Jojobaöl, 1 Tropfen destilliertes Rosenöl und 1 Tropfen Sandelholzöl verstärken. Diese Anwendung ist auch für Säuglinge geeignet, deren Haut unter dem Windeltragen leidet.

Auf Geschwüre und Furunkel können Sie einen Tropfen Niaouli unverdünnt auftragen. Bei Juckreiz hilft folgender Balsam: Mischen Sie 25 g Kokosfett mit 5 ml Arganöl, 5 Tropfen Sanddornfruchtfleischöl, 4 Tropfen Lavendelöl, 1 Tropfen Rosenöl, 1 Tropfen Cistrosenöl und 1 Tropfen Vetiveröl. Er wirkt am besten, wenn er nach dem Bad oder der Dusche auf die noch leicht feuchte Haut aufgetragen wird.

Auch für Schwangere geeignet ist folgendes Massageöl gegen Juckreiz: Mischen Sie 5 EL Jojoba- oder Kokosöl mit 2 Tropfen Mandarinenöl, 2 Tropfen Zitronenöl, 2 Tropfen Zypressenöl, 2 Tropfen Lavendelöl und 2 Tropfen Geranienöl. Tragen Sie das Massageöl nach dem Baden oder Duschen auf die noch leicht feuchte Haut auf. Es beugt auch der Entstehung von Schwangerschaftsstreifen vor.

Pflegender und verjüngender Hautbalsam

Rezept von Eliane Zimmermann

Vermischen Sie 10 ml Arganöl, 10 ml Wildrosenöl, 10 ml Chiasamenöl und 10 Tropfen Sanddornfruchtfleischöl mit 2 Tropfen Karottensamenöl, 2 Tropfen Amyrisöl oder Sandelholzöl, 2 Tropfen Neroliöl, 2 Tropfen Osmanthus-Absolue und 1 Tropfen Ylang Ylang.

Körperöl für trockene und rissige Haut

Mischen Sie 50 ml Aloe-Vera-Öl mit 2 Tropfen Kamillenöl, 1 Tropfen Öl der römischen Kamille und 3 Tropfen Lavendelöl. Tragen Sie das Körperöl auf die betroffenen Stellen auf.

Selbstgemachtes Kaffeemazerat gegen Cellulite
Rezept von Eliane Zimmermann

Kaufen Sie ¼ kg geröstete Kaffeebohnen im Ganzen aus biologischer Landwirtschaft, geben Sie sie in ein Schraubglas mit Deckel und füllen Sie so viel natives (ungeröstetes) Sesamöl ein, bis alle Bohnen vollständig bedeckt sind. Schwenken Sie das Glas jeden Tag vorsichtig. Nach zwei Wochen können Sie die Bohnen mit einer Schaumkelle entfernen und entsorgen.

Mischen Sie 25 ml von dem Kaffeemazerat mit 25 ml Centellamazerat, 5 Tropfen Zypressenöl, 5 Tropfen Atlaszederöl und 15 Tropfen Orangenöl. Wenden Sie das Massageöl für drei Wochen täglich auf den von Orangenhaut betroffenen Stellen an.

HUSTEN

Husten ist ein gängiges Symptom bei Atemwegserkrankungen, das sehr lästig werden kann.

Um den Hustenreiz abzuschwächen, ist Thymianöl am effektivsten. Sie können es für eine Kompresse, Inhalation, Massage, in der Duftlampe bzw. im Aroma-Diffuser oder zum Gurgeln verwenden. Geeignet sind außerdem Fenchel, Ingwer, Jasmin, Kamille, Kardamom, Kümmel, Lavendel, Melisse, Rosmarin, Teebaum, Weihrauch und Zeder. Rosmarinöl sollten Sie nicht am Abend anwenden, da es anregend ist und Ihren Schlaf stören kann. Eine Mischung aus je 2 Tropfen Eukalyptusöl (Eucalyptus globolus) und Zitronenöl können Sie direkt einatmen, in ein Getränk einrühren oder verdünnt zum Einreiben oder Gurgeln verwenden. Schleimlösend und entzündungshemmend bei Husten und speziell Bronchitis wirkt eine Behandlung mit Schafgarbenhydrolat. Nehmen Sie drei Mal täglich 1 TL davon ein oder verwenden Sie 2 EL Hydrolat zum Inhalieren.

Schmelzen Sie für einen Hustenbalsam zum Einreiben 20 g Sheabutter und 10 g Pflanzenöl über einem Wasserbad und vermischen Sie die Basis mit 5 Tropfen Lavendelöl, 5 Tropfen Thymianöl Ct. Linalool, 3 Tropfen Eukalyptusöl

(Eucalyptus radiata) oder Cajeputöl, 3 Tropfen Koriandersamenöl und 1 Tropfen Zitronenmyrtenöl. Reiben Sie mit dem Balsam drei bis vier Mal täglich Brust, Rücken und den Bereich rund um die Nasenlöcher ein.

HYPERAKTIVITÄT

Hyperaktivität kann sowohl umgangssprachlich besonders lebhafte und aufgeweckte Kinder meinen, die Zappelphilippe der Gegenwart, als auch eine von zwei neurobiologischen Störungen. Die eine ist das Aufmerksamkeitsdefizitsyndrom (ADS), bei dem sich Betroffene nur schlecht und für kurze Zeitspannen konzentrieren können. Die andere ist das Aufmerksamkeitsdefizit-Hyperaktivitätssyndrom, bei dem sich zur Konzentrationsstörung das Unvermögen gesellt, ruhig auf einem Platz sitzen zu bleiben. Die Übergänge zwischen beiden Syndromen sowie zwischen den Syndromen und einem „Normalzustand" sind fließend und eine Diagnose ist nicht immer eindeutig. ADS und ADHS stehen immer wieder im Verdacht, Modediagnosen zu sein, hinter denen keine richtige Krankheit steht.

Wie auch immer ein konkreter Fall aussehen mag, ätherische Öle können Kindern, auf die eine dieser Bezeichnungen zutrifft, helfen, ruhiger und fokussierter zu werden. Begleitend zu anderen naturheilkundlichen Maßnahmen können Sie die Handgelenke und Füße des Kindes wiederholt sanft mit einer verdünnten Mischung aus einem entkrampfenden ätherischen Öl, Majoranöl, und einem bis zwei weiteren ätherischen Ölen massieren, deren Duft dem Kind angenehm ist. Für eine Fußmassage eignet sich auch eine Mischung aus 10 ml Mandelöl, 3 Tropfen Vanille-Extrakt, 2 Tropfen Orangenöl, 1 Tropfen Vetiveröl und 1 Tropfen Angelikaöl. Eine erdende Ölmischung für die Duftlampe bzw. für den Aroma-Diffuser erhalten Sie aus 3 ml Mandarinenöl, 3 ml Lavendelöl, 1 ml Petit Grain Mandarinier- oder Clementinieröl[2], 5 Tropfen Öl der römischen Kamille und 5 Tropfen Rosengeranienöl. Äußert sich das Aufmerksamkeitsdefizit bei ADS vornehmlich in Tagträumerei, sollten Sie es mit Zypressenöl,

[2] Petit-Grain-Öl wird aus den Blättern, Zweigen oder unreifen Früchten des Bitterorangen-Baumes gewonnen. Sein Geruch ist für viele Menschen unangenehm, darum wird es in mehreren aromatisierten Sorten angeboten.

Melissenöl, Vetiveröl und beliebigen Zitrusölen versuchen. Zerstreutheit lässt sich hingegen mit Wacholderöl, Zedernöl, Zypressenöl und wiederum allen Zitrusölen mildern. Aus einem Zustand der Selbstversunkenheit holen Pfefferminzöl, Zitronenöl, Rosmarinöl und Zypressenöl. Bei allzu starker Pedanterie wiederum, die Betroffene vom Hundertsten ins Tausendste bringt und so vom Wesentlichen ablenken kann, helfen Lavendelöl, Atlaszederöl, Melissenöl, Mandarinenöl, Bergamottöl und das ätherische Öl der römischen Kamille.

Zur Behandlung von Hyperaktivität sind darüber hinaus alle ätherischen Öle und Ölmischungen geeignet, die generell bei Konzentrationsproblemen Anwendung finden (siehe dort).

INFEKTIONEN MIT VIREN

Virale Infektionen haben durch das Corona-Virus große Aktualität gewonnen. Hier ist es wichtig, darauf hinzuweisen, dass es kein ätherisches Öl und keine Ölmischung gibt, die speziell gegen SARS-Cov2 wirkt. Auch sollten Sie bei diesem Virus und allen anderen Erregern bedenken, dass Ölmischungen zur Raumdesinfektion deren Konzentration in der Luft zwar senken, aber nicht ganz auf null drücken können.

Ätherische Öle sind hier also nur eine Unterstützung, die weder einen Arztbesuch noch, im Fall des Corona-Virus, die verschiedenen Gegenmaßnahmen wie Abstandhalten, Lüften, Maske tragen und so weiter ersetzen.

Zur Anwendung bei viralen Infektionen eignen sich Kampfer, Eukalyptus (Eucalyptus radiata), Thymianöl Ct. Thujanol, Melisse, Zitronengras, Zitroneneukalyptus und Zitronenmyrte. Verwenden Sie entweder einen Tropfen eines dieser Öle für eine Inhalation, verdampfen Sie je 1 Tropfen von 3 Ölen in der Duftlampe bzw. im Aroma-Diffuser oder emulgieren Sie dieselbe Menge mit Honig, um ein Wannenbad zu bereiten.

INSEKTENSTICHE

Mehrere ätherische Öle, die für das menschliche Empfinden angenehm riechen, sind für Insekten geradezu unausstehlich. Sie können Bergamotte, Eukalyptus,

Lavendel, Melisse, Pfefferminze, Rosengeranie, Rosmarin, Teebaum, Zeder, Zimtblätter, Zitronengras oder Zypresse einzeln oder gemischt benutzen, um sich die Plagegeister vom Leib zu halten und so Stichen vorzubeugen.

Verdampfen Sie zu diesem Zweck die genannten Öle in der Duftlampe bzw. im Aroma-Diffuser, tröpfeln Sie sie auf ein Taschentuch oder tragen Sie sie unverdünnt auf Puls, Nacken und Stirn auf. Eine andere Möglichkeit besteht darin, aus 50 ml Trägeröl (zum Beispiel Mandelöl oder Sesamöl) und fünf bis sechs Tropfen ätherisches Öl ein Massageöl herzustellen. Werden Sie dennoch gebissen oder gestochen, können Sie mit ätherischen Ölen Juckreiz und Schmerzen lindern sowie verhindern, dass sich die Stiche entzünden.

Geeignet sind Lavendel, Limette, Melisse, Teebaum, Thymian, Zitrone und Zitronengras, bei Wespenstichen außerdem Zimtblätter. Nehmen Sie Apfelessig zur Verdünnung, da dieser den Juckreiz zusätzlich stillt, und üben Sie auf die betroffene Stelle nicht zu viel Druck aus, damit der Stich nicht weiter gereizt wird. Verdünnen Sie die ätherischen Öle für Kinder stärker (1-2 Tropfen auf einen halben Teelöffel Essig).

KINDERKRANKHEITEN

Kinderkrankheiten ist ein Sammelbegriff für mehrere ansteckende Infektionskrankheiten, von denen meistens Kinder unter zehn Jahren betroffen sind. Jedes Kind macht im Laufe der Zeit eine oder auch mehrere davon durch. Sie sind grundsätzlich eine gute Einrichtung der Natur, weil sie dabei helfen, das bei Kindern noch nicht voll ausgereifte Immunsystem für künftige Herausforderungen zu trainieren. Außerdem überstehen Kinder im Unterschied zu Erwachsenen diese Krankheiten meist problemlos. Mit ätherischen Ölen können Sie den Heilungsprozess unterstützen.

Diphtherie

Zur Behandlung von Diphtherie eignen sich Thymian-, Gewürznelken- und Eukalyptusöl (Eucalyptus radiata).

Lassen Sie das Kind immer wieder an einem dieser Öle riechen, mischen Sie einen Tropfen davon in eine Mahlzeit oder bestreichen Sie in verdünnter

Form die Fußsohlen damit. Zusätzlich können Sie die ätherischen Öle einzeln oder gemischt in der Duftlampe bzw. im Aroma-Diffuser verdampfen, um Krankheitskeime zu töten.

Keuchhusten

Bei Keuchhusten können Sie mit unterschiedlichen ätherischen Ölen verschiedene Begleiterscheinungen lindern.

Thymianöl und Majoranöl befreien die Atemwege, Zypressenöl weitet die Bronchien, Pfefferminzöl wirkt schleimlösend. Mandarinenöl, Zedernöl und Zitronenöl beruhigen bei einem Gefühl von Atemnot.

Mischen Sie 20-30 Tropfen der genannten Öle mit 10 ml Avocadoöl, 10 ml Mandelöl und 10 ml Kokosöl oder Sheabutter und massieren Sie mit der Mischung die Fußsohlen des Kindes.

Masern

Bei Masern helfen Lavendel-, Teebaum-, Gewürznelken- und Thymianöl. Verreiben Sie diese Öle in verdünnter Form auf dem Ausschlag, verdampfen Sie sie in der Duftlampe bzw. im Aroma-Diffuser oder emulgieren Sie sie in Meersalz, um ein Wannenbad zu bereiten. Kinder sollten so ein Bad einmal pro Tag für 15 bis 30 Minuten nehmen.

Sie können auch ein beliebiges Zitrusöl in Honig emulgieren und einem Glas Wasser oder einer Tasse Tee hinzufügen.

Mumps

Bei Mumps helfen Eukalyptusöl (Eucalyptus globolus) und Thymianöl. Tragen Sie jeden Tag zwei Tropfen verdünnt hinter dem Ohr und auf dem Hals auf und bedecken Sie die geschwollenen Drüsen anschließend mit einer warmen Kompresse.

Sie können die Öle auch in der Duftlampe bzw. im Aroma-Diffuser verdampfen, um die Belastung durch Krankheitserreger zu verringern. Sollte es notwendig sein, benutzen Sie Pfefferminzhydrolat oder -öl zur Fiebersenkung (siehe Fieber).

Röteln

Bei Röteln haben sich Kamillen-, Lavendel- und Teebaumöl bewehrt. Betupfen Sie mit diesen Ölen in verdünnter Form immer wieder den Ausschlag.

Sie können auch jeweils einen Tropfen ätherisches Öl einer Mahlzeit beifügen oder sie in der Duftlampe bzw. im Aroma-Diffuser verdampfen, um Krankheitserreger abzutöten.

Scharlach

Reiben Sie bei Scharlach die geschwollenen Stellen vorsichtig mit verdünntem Zitronen-, Lavendel-, Ingwer- oder Pfefferminzöl ein.

Sie können diese Öle auch in einer Duftlampe bzw. im Aroma-Diffuser verdampfen, um Krankheitskeime abzutöten. Verwenden Sie gegebenenfalls Pfefferminzöl oder -hydrolat, um das Fieber zu senken (siehe Fieber).

Windpocken und Feuchtblattern

Das typische und gleichzeitig unangenehme Symptom dieser eng verwandten Krankheiten ist der juckende Hautausschlag. Er lässt sich aber zum Glück gut mit ätherischen Ölen bekämpfen.

Mischen Sie 15 Tropfen Kokosöl mit drei Tropfen Oreganoöl oder drei Tropfen einer Mischung aus Gewürznelke, Zimt, Zitrone, Eukalyptus und Zitrone oder drei Tropfen einer Mischung aus Melisse, Zitrone, Lavendel und Teebaum (Melaleuca alternifolia) – für Kleinkinder müssen Sie eine stärkere Verdünnung wählen. Tupfen Sie die Mischung mithilfe eines Wattestäbchens mehrmals am Tag auf den Hautausschlag. Die genannten Öle können Sie auch verdünnt auf die Fußsohlen reiben oder in der Duftlampe bzw. im Aroma-Diffuser verdampfen, um Krankheitserreger abzutöten. Sie können den Ausschlag auch mit Rosen-, Melissen- oder Lavendelhydrolat besprühen, um die Infektion einzudämmen und den Juckreiz zu lindern.

KONZENTRATIONSSCHWIERIGKEITEN

Die folgenden Tipps wurden vor allem für Schulkinder entwickelt und die Ölmischungen an diesen erprobt. Aber auch Erwachsene kommen immer wieder in

Situationen, in denen sie ihre Konzentrations- und Merkfähigkeit erhöhen wollen oder müssen. Zunehmende Gedächtnisprobleme sind schließlich eine Begleiterscheinung des Alters. Für bessere Konzentration können Sie Zitronenöl, Pfefferminzöl oder Zypressenöl in der Duftlampe bzw. im Aroma-Diffuser verdampfen. Bewährt hat sich auch eine Mischung aus Zitronenöl, Orangenöl und Lavendelöl, mit der ein Raum nur ganz dezent bedampft wird.

Sie fand in dem Versuch „Dufte Schule" Anwendung und kann fertig bei der Firma Taoasis gekauft werden. Die folgende Mischung erhöht auf der einen Seite die Konzentration und verringert auf der anderen Seite Prüfungsangst. Sie kann auch hyperaktiven Kindern gut helfen: Mischen Sie 5 ml Zitronenöl mit 2 ml Petit-Grain-Öl, 1 ml Kardamomöl, 1 ml Pfefferminzöl und 1 ml Zypressenöl. Verdampfen Sie die Mischung in der Duftlampe bzw. im Aroma-Diffuser oder tränken Sie ein Taschentuch damit und atmen sie es so ein.

- Auch ein Teelöffel Rosmarinhydrolat, der am Morgen eingenommen wird, stärkt die Konzentration.
- Ein Tropfen pures Pfefferminzöl auf der Zunge hilft dabei, klare Gedanken zu fassen.
- Rosmarinöl in der Duftlampe bzw. im Aroma-Diffuser steigert die geistige Aufnahmefähigkeit.
- Zitronenöl stärkt das Gedächtnis und macht aufnahmefähiger. Diese Wirkung ist selbst bei Demenzpatienten belegt. Sie können das Öl zu diesem Zweck in der Duftlampe bzw. im Aroma-Diffuser verdampfen oder direkt am Fläschchen riechen.
- Wacholderöl wirkt Konzentrationsproblemen entgegen, die sich wegen Müdigkeit einstellen, und fördert die Gehirntätigkeit.
- Ein Tropfen Muskatellersalbeiöl verdünnt auf der Stirn und um die Augenpartie verrieben ermöglicht eine klare Sicht auf eine bevorstehende geistige Aufgabe.
- Vetiveröl erdet und beruhigt; es erhöht die Konzentration und die Geduld, die nötig ist, um eine bestimmte Aufgabe zu erledigen.
- Zedernöl stärkt die Konzentration und das Selbstvertrauen, ein Problem lösen zu können.
- Thymianöl senkt die Fehlerquote bei eher gleichförmigen Tätigkeiten wie

dem Abtippen eines Textes.

- Rosenöl hilft dabei, sich besser an Erlebtes oder Gelerntes zu erinnern.

KOPFLÄUSE

Kopfläuse sind harmlos, aber unangenehm. Wird ein Ausbruch nicht rasch eingedämmt, kann er in kurzer Zeit die ganze Schule betreffen. Allerdings ist es nicht einfach, den Läusen Herr zu werden. Die Mittel, die zu diesem Zweck in der Apotheke verkauft werden, sind chemische Keulen. Wenn Sie stattdessen auf ätherische Öle zurückgreifen, wird die Prozedur zwar nicht weniger aufwändig, aber immerhin ersparen Sie Ihrem Kind mögliche Nebenwirkungen. Eine Aroma-Kur gegen Kopfläuse besteht aus zwei Mischungen, einer Haarmaske und einem Shampoo.

Mischen Sie für die Maske 30 ml Jojobaöl, 10 ml Neemöl, 10 ml Andirobaöl, 10 Tropfen Teebaumöl, 10 Tropfen Eukalyptusöl (Eucalyptus radiata), 10 Tropfen Speiklavendelöl, 5 Tropfen Rosengeranienöl und 5 Tropfen Gewürznelkenöl.

Mischen Sie für das Shampoo ein pflanzliches Haarshampoo ohne Parfum und andere Zusätze mit 5 ml Neemöl, 10 Tropfen Teebaumöl, 10 Tropfen Eukalyptusöl (Eucalyptus radiata), 10 Tropfen Speiklavendelöl und 5 Tropfen Gewürznelkenöl. Entweder Sie massieren 10 ml der Maske in die Kopfhaut des Kindes ein, lassen es eine Duschhaube aus Plastik aufsetzen, föhnen den Kopf dann mehrere Minuten, damit die ätherischen Öle ihre Wirkung besser entfalten können, und waschen dann die Haare mit dem Shampoo. Es sollte vor dem Abspülen genügend Zeit bekommen, um einzuziehen. Oder Sie waschen zuerst die Haare mit dem Shampoo, tragen dann die Maske auf die beschriebene Weise auf und lassen sie mehrere Stunden lang wirken.

Die beschriebene Prozedur müssen Sie mindestens neun Tage lang zwei Mal pro Tag wiederholen. Wichtig ist, dass Sie regelmäßig die Läuseeier (Nissen) auskämmen – dafür gibt es spezielle Kämme in der Apotheke. Nur, wenn alle Nissen verschwunden sind, ist der Lausbefall tatsächlich eingedämmt.

KOPFSCHMERZEN

Kopfschmerzen können vielerlei Ursachen haben, die von harmlos (schlechter Schlaf, Stress, Jetlag, Wetterfühligkeit und so weiter) bis hin zu bösartigen Tumoren reichen. Bei der harmlosen Variante können ätherische Öle eine Schmerztablette ersetzen.

Geeignet sind Ingwer, Kamille, Kardamom, Koriander, Kümmel, Lavendel, Mandarine, Pfefferminze, Rosmarin und Zitronengras. Pfefferminze und Rosmarin wirken anregend und sollten deswegen nicht am Abend verwendet werden. Verdampfen Sie eines dieser Öle in der Duftlampe bzw. im Aroma-Diffuser oder verdünnen Sie es mit einem pflanzlichen Öl und reiben Sie damit mehrmals täglich Schläfen, Stirn und Nacken ein. Sind Kopfschmerzen durch eine Erkältung verursacht, hilft auch eine Inhalation.

- Sehr effektiv ist eine Mischung aus Pfefferminze und Lavendel.
- Bei Kopfschmerzen, die durch Jetlag verursacht werden, hat sich Grapefruitöl bewehrt.
- Sie können auch kühlende Kompressen mit Pfefferminzhydrolat machen.

Bereits für Kinder ab acht Jahren ist ein Pfefferminzroller geeignet. Vermischen Sie dazu 10 ml Wodka oder Kornschnaps mit 20 Tropfen Pfefferminzöl und füllen Sie die Mischung in ein gereinigtes Deo-Roll on. Streichen Sie damit, sobald der Schmerz beginnt, alle fünf bis zehn Minuten über Haaransatz und Nacken. Wiederholen Sie den Vorgang nur bei Bedarf häufiger als drei Mal.

LIPPENHERPES

Fieberblasen sind vor allem lästig, weil sie sehr ansteckend sind, schmerzen und bei der entsprechenden Veranlagung immer wieder kommen. Mit ätherischen Ölen können Sie das Abheilen beschleunigen oder verhindern, dass sich Fieberblasen ganz ausbilden, falls Sie am Anfang starke Maßnahmen ergreifen.

Geben Sie dazu etwas Bergamottöl, Eukalyptusöl, Lavendelöl oder Teebaumöl pur oder verdünnt auf ein Wattestäbchen und drücken Sie damit für ein paar Sekunden gegen die betroffene Stelle. Die Behandlung ist auch geeignet, wenn die Bläschen bereits offen sind und schmerzen; dann dürfen Sie aber mit dem Wattestäbchen keinen Druck mehr ausüben. Sie können eines dieser Öle verwenden, mehrere abwechselnd oder gemeinsam in einer Mischung.

Als Trägeröl ist bei Fieberblasen Kakaobutter besonders geeignet, weil sie den Heilungsprozess unterstützt.

Melissenhydrolat ist ein wirksames Gegenmittel gegen alle Infektionen mit Herpesviren, nicht nur im Mundbereich.

MENSTRUATIONSBESCHWERDEN

Praktisch jede Frau ist in der einen oder anderen Form von Menstruationsbeschwerden betroffen. Für viele ist der monatliche Griff zur Schmerztablette etwas Normales und Unvermeidliches. Das stimmt allerdings nicht. Die Monatsblutung muss weder schmerzhaft sein noch andere Einschränkungen mit sich bringen. Ist der hormonelle Haushalt ausgeglichen und eine Frau gut mit allen Nährstoffen versorgt, beschränken sich die „Menstruationsbeschwerden" auf ein gelegentliches leichtes Ziehen im Bauch.

Omega-3-Fettsäuren spielen dabei eine besonders große Rolle. Gute Quellen sind fetter Fisch wie Wildlachs, Makrele und Hering, Algen, Leinöl und Hanfsamen sowie alle daraus hergestellten Produkte. Auf lange Sicht ist eine Ernährungsumstellung bzw. Ernährungsoptimierung also der beste Weg, damit „Evas Fluch" seinen Schrecken verliert. Mittlerweile gibt es eigene Ratgeber, wie Frauen generell sowie in bestimmten Phasen ihres Zyklus essen sollten. Mit ätherischen Ölen können Sie die Beschwerden lindern, die bis dahin auftreten.

Alle Frauen, die mit einem regelmäßigen Zyklus gesegnet sind, können ein paar Tage vor Beginn der Blutung Wannenbäder mit einer entkrampfenden oder stimmungsaufhellenden Ölmischung nehmen. Als Emulgator eignet sich Honig am besten. Eine süße Mischung besteht aus 5 Tropfen Vanille-Extrakt, 4 Tropfen Grapefruitöl und 1 Tropfen ätherischen Öls der römischen Kamille. Eine herbe Mischung besteht aus 4 Tropfen Lavendelöl, 1 Tropfen Muskatellersalbeiöl und einem Tropfen Majoranöl. Gegen krampfartige Bauchschmerzen hilft eine Massage mit einer Mischung aus Mandelöl und je einem Tropfen

Muskatellersalbeiöl, Orangenöl und Neroliöl. Decken Sie danach den Unterbauch warm zu, damit die Öle bestmöglich wirken können. Auch eine verdünnte Mischung aus Salbei, Muskatellersalbei, Fenchel, Rosengeranie, Mandarine, Ingwer, Jasmin und Rose eignet sich für eine Bauchmassage. Alle genannten ätherischen Öle wirken ähnlich wie Hormone und gleichen dadurch den Hormonhaushalt aus. Bei besonders starken Bauchkrämpfen können Sie ein Massageöl aus je einem Tropfen Lavendelöl, Muskatellersalbeiöl und Rosen-Absolue und 15 ml Mandelöl versuchen.

Bei besonders starken Monatsblutungen können Sie einen Tampon mit Cistrosenöl oder Immortellenöl pur oder mit Jojobaöl verdünnt tränken und einführen. Nehmen Sie für eine längere Kur gegen starke Blutungen über drei Wochen hinweg drei Mal am Tag 1 TL Cistrosenhydrolat ein. Pausieren Sie danach für eine Woche und wiederholen Sie die Kur bei Bedarf ein weiteres Mal.

MÜDIGKEIT

Müdigkeit ist ein Begleitsymptom vieler Krankheiten, die Folge von zu wenig Schlaf oder psychisch bedingt, wenn Sie sich infolge von Überforderung und Überarbeitung einstellt.

Als erste Hilfe können Sie an einem der folgenden ätherischen Öle riechen (entweder unmittelbar am Fläschchen oder an einem getränkten Taschentuch): Ingwer, Kardamom, Koriander, Kümmel, Pfefferminze, Rosengeranie, Rosmarin, Thymian, Wacholder, Zimtblätter, Zypresse, alle Zitrusöle.

Im Sommer beleben besonders Abreibungen mit Pfefferminzhydrolat.

Eine Mischung aus je einem Tropfen Pfefferminzöl und Zitrone, die verdampft wird, hilft morgens beim Aufstehen.

MUSKELSCHMERZEN

Zur Behandlung dieser Art von Sportverletzung und anderer diffuser Schmerzen, die etwa in den Gelenken oder in der Wachstumsphase auftreten, eignen sich Wintergrün, Lorbeer, Gewürznelke (für Kinder ab zehn Jahren), Lavendel,

Speiklavendel, Pefferminze und Thymian Ct. Thymol. Vermischen Sie je einen Tropfen von dreien dieser Öle mit 10 ml Johanniskrautmazerat für ein wohltuendes Massageöl.

NASENBLUTEN

Nasenbluten tritt auf, wenn feine Äderchen in der Nase platzen. Dazu neigen besonders Kinder und alte Menschen. Um die Blutung zu stillen, können Sie einen Wattebausch in kaltes Wasser tauchen und mit ein bis zwei Tropfen Limetten- oder Zitronenöl beträufeln. Führen Sie ihn danach in das betroffene Nasenloch oder in beide ein, legen Sie sich auf den Rücken und warten Sie, bis der Blutfluss abklingt.

NEBENHÖHLENENTZÜNDUNG

Nebenhöhlenentzündungen sind oft besonders langwierig und schmerzhaft. Damit sie wieder abklingen können, muss die Nase ganz frei sein. Um das zu erreichen, können Ihnen ätherische Öle helfen.

Geeignet sind Eukalyptus, Lavendel, Pfefferminze, Thymian und Teebaum. Verdampfen Sie eines dieser Öle in der Duftlampe bzw. im Aroma-Diffuser oder verwenden Sie sie für Dampfbäder, die Sie abwechselnd mit Salz und einem ätherischen Öl durchführen. Pro Tag können Sie bis zu sechs Dampfbäder machen.

> Eine wirksame Mischung für Dampfbäder ist je ein Tropfen Eukalyptus, Pfefferminze und Thymian.
>
> Verdünnen Sie für eine leichte Klopfmassage Lavendelöl, streichen Sie es außen auf Nase und Nebenhöhlen und massieren Sie es für einige Minuten mit leichten Klopfbewegungen ein. Eine solche Massage ist nur geeignet, falls der Druck keine Schmerzen bereitet.

OHRENSCHMERZEN

Ohrenschmerzen können etwa infolge von Zugluft entstehen oder infolge einer

Infektion. Eine Massage mit ätherischen Ölen verschafft hier Linderung. Mischen Sie dazu einen halben Teelöffel Trägeröl (zum Beispiel Mandelöl) mit zwei bis drei Tropfen Kamillenöl oder Lavendelöl und verstreichen Sie die Mischung rund um das Ohr. Sie darf nicht in den Gehörgang gelangen!

Für eine Massage geeignet ist auch eine Mischung aus 5 ml Johanniskrautmazerat (leicht erwärmt), 2 Tropfen Cajeputöl und je ein Tropfen Zitroneneukalyptus- und Lorbeeröl. Für direkte Abhilfe verdünnen Sie ein bis zwei Tropfen Lavendelöl und streichen diese hinter dem Ohr in Richtung Kiefer. Wiederholen Sie den Vorgang öfters. Sie können auch einen Tropfen Lavendelöl auf einen Wattebausch geben und leicht außen an das Ohr legen (nicht in den Gehörgang einführen!). Über Nacht können Sie auf dieselbe Weise einen Wattebausch benutzen, der mit warmem Olivenöl und einem Tropfen Lavendelöl beträufelt ist.

Indirekt hilft eine Mischung aus Teebaum, römischer Kamille, Thymian und Lavendel. Verdünnen Sie einen Tropfen davon und tupfen Sie ihn mit einem Wattebausch auf die Hinterseite des Ohrs. Bei einer Ohrinfektion kann Lavendelöl oder eine Mischung aus Zitronengras, Rosmarin, Lavendel und Thymian verdampft werden, die Mikroben tötet. Sie ist auch zur Vorbeugung geeignet.

PILZINFEKTIONEN

Pilzbefall ist lästig, weil er in der Regel immer wieder auftritt. Ätherische Öle können helfen, kurzfristig die Symptome zu lindern, und eine Therapie mit Antibiotika unterstützen. Geeignet sind folgende ätherische Öle: Koriander, Kümmel, Lavendel, Rose, Rosengeranie, Thymian, Teebaum, Zeder, Zitronengras, Litsea und Teebaumhydrolat. Kamillenöl ist auch geeignet, sollte aber nur kurz verwendet werden, weil es die Haut und die Schleimhäute austrocknet.

Sie können Lavendel-, Thymian- oder Zitronengrasöl, das ausdrücklich zum Verzehr bestimmt ist, Ihren Mahlzeiten beifügen. Bei Darmpilz hilft ein Tee aus den getrockneten Blüten bzw. Blättern dieser Pflanzen. Trinken Sie drei Mal am Tag eine Tasse. Bei Fußpilz können Sie damit regelmäßig Fußbäder machen oder Sie verdünnt für eine Einreibung benutzen. Chronisch von Pilzinfektionen betroffene Hautstellen können Sie mit je einem Tropfen der folgenden ätherischen Öle, verdünnt mit 10 ml Jojobaöl, behandeln: Manuka, Patschuli, Thymian Ct. Linalool oder Thymian Ct. Geraniol, Rosengeranie, Palmarosa. Bei Fußpilz sind Koriander, Palmarosa, Pfefferminze, Rosengeranie, Zitronengras und Lavendel besonders effektiv.

Scheidenpilz können Sie mit Wannenbädern behandeln. Eine andere Möglichkeit besteht darin, einen Esslöffel Naturjoghurt mit zwei Tropfen Lavendelöl, Rosengeranienöl oder Rosenöl zu vermischen, mit der Mischung einen Tampon zu tränken und an die betroffene Stelle zu bringen. Belassen Sie den Tampon mehrere Stunden dort. Zwei Tropfen dieser Öle auf einer Slipeinlage können zur Vorbeugung benutzt werden oder, um einen Rückfall zu verhindern.

Gegen Chlamydien und andere Pilzinfektionen in der Vagina hilft auch eine Grundmischung aus 30 Tropfen Thymianöl Ct. Thujanol, 30 Tropfen Lavendelöl, 20 Tropfen Niaouli und 20 Tropfen Manukaöl. Vermischen Sie für eine Anwendung 3 Tropfen davon mit 5 ml Jojobaöl und tränken Sie einen Tampon damit oder bereiten Sie mit 3 Tropfen ein Sitzbad zu. Ein Sitzbad sollten Sie zwei Mal täglich anwenden. Gegen Candida-Pilz, der die Mundhöhle befällt, hat es sich bewährt, mehrmals täglich mit Korianderöl zu gurgeln. Emulgieren Sie dazu zwei bis drei Tropfen Öl mit 1 EL Apfelessig oder 1 TL Salz, welche beide die Schleimhäute beruhigen. Füllen Sie ein Glas zu zwei Dritteln mit lauwarmem Wasser und fügen Sie dann das emulgierte Öl hinzu. Verbrauchen Sie bei einem Durchgang die gesamte Gurgellösung und spülen Sie nach dem letzten Ausspucken den Mund nicht aus, damit das Korianderöl seine volle Wirkkraft entfalten kann.

PRÄMENSTRUELLES SYNDROM (PMS)

Unter der Bezeichnung PMS werden diverse Beschwerden zusammengefasst, die in den Tagen vor Beginn der Monatsblutung oder auch am ersten Tag der Blutung auftreten können: Müdigkeit, Übelkeit bis Erbrechen, Gereiztheit, depressive Verstimmungen, Stimmungsschwankungen, Blähungen, Durchfall und andere. Wie bei den „eigentlichen" Menstruationsbeschwerden (siehe dort) gilt auch hier, dass PMS keineswegs zum Frausein dazugehört, sondern mit der richtigen Ernährung zum Verschwinden gebracht werden kann. Bis sich dieser

Erfolg einstellt, helfen ätherische Öle, die diversen Beschwerden zu lindern.

Innerlich eingenommenes Borretschöl und Nachtkerzenöl in Kapseln wirken sowohl auf die Psyche als auch auf den Hormonhaushalt stabilisierend. Um den Zyklus zu regulieren, können Sie in der ersten Zyklushälfte (Beginn der Blutung bis Tag 14) Muskatellersalbeiöl, Salbeiöl oder Fenchelöl anwenden, die ähnlich wie Östrogen wirken, und in der zweiten Zyklushälfte (Tag 15 bis 28) Mönchspfefferöl. Mönchspfefferöl ist das einzige ätherische Öl, das ähnlich wie das Gelbkörperhormon Progesteron wirkt. Muskatellersalbeiöl sollten Sie allerdings nicht länger als drei Monate am Stück anwenden, weil es sonst starke Blutungen auslösen kann. Rosengeranienöl und Jasminöl unterstützen eine solche natürliche Hormonregulierung.

Zusätzlich empfiehlt es sich, ätherische Öle anzuwenden, die eine reinigende, entgiftende und straffende Wirkung haben. Dazu gehören Bergamotte, Kiefer, Pfeffer, Rosmarin, Wacholder und Zitrone.

Eine Woche vor Beginn der Blutung können Sie drei Mal am Tag 1 TL Muskatellersalbeihydrolat einnehmen, um Beschwerden vorzubeugen.

Ylang Ylang Complet, ein besonders lang destilliertes ätherisches Öl ist effektiv bei prämenstruellen depressive Verstimmungen.

Körperspray gegen prämenstruelle Beschwerden

Mischen Sie 50 ml Rosenhydrolat mit 10 Tropfen Muskatellersalbeiöl, 8 Tropfen Bergamottöl, 6 Tropfen Rosenöl und 2 Tropfen Ylang-Ylang-Complet-Öl. Besprühen Sie mit der Mischung bei Bedarf Gesicht und Körper. Schütteln Sie sie vor jedem Gebrauch gut.

PRELLUNGEN

Prellungen und andere stumpfe Verletzungen lassen sich gut mit Immortellenöl behandeln. Sie können es alleine oder mit Lavendelöl im Verhältnis 1:1 gemischt verwenden. Unmittelbar, nachdem die Verletzung geschehen ist, können Sie Lavendelöl pur auftragen. Für die weitere Behandlung sollten Sie es verdünnen. Auch Kompressen mit kaltem Rosenhydrolat helfen bei stumpfen

Verletzungen.

Zitronengrasöl, Balsamtannenöl, Wintergrünöl oder Weihrauchöl, das mit Kokosfett verdünnt wurde, lässt Schwellungen schnell abklingen. Auch unverdünntes Lavendelöl kann gegen Schwellungen eingesetzt werden.

RÜCKENSCHMERZEN

Rückenschmerzen entstehen unter anderem durch falsche Bewegungen, eine sitzende Schreibtischtätigkeit, harte körperliche Arbeit oder Abnutzungserscheinungen im Alter. Sie können ätherische Öle einsetzen, um eine Physiotherapie zu begleiten oder um leichte Verspannungen zu behandeln.

Ingweröl, Kamilleöl, Korianderöl, Lavendelöl, Rosmarinöl, Pfefferminzöl, Weihrauchöl, Zimtblätteröl und Zitronengrasöl fördern die Durchblutung, kühlen oder wärmen, stillen Entzündungen und mindern den Schmerz. Sie eignen sich für Einreibungen, Massagen und Wannenbäder.

Eine Mischung aus Pfefferminze und Immortelle oder aus Sandelholz und Weihrauch lindert wirksam Schmerzen. Verdünnt können diese Mischungen für eine Massage benutzt werden und sie sind auch in der Schwangerschaft geeignet; dann muss die Verdünnung jedoch stärker sein.

SCHEIDENTROCKENHEIT

Scheidentrockenheit ist vor allem ein Problem der Wechseljahre, kann aber auch bei jüngeren Frauen auftreten. Eine Behandlung mit ätherischen Ölen unterstützt die handelsüblichen Zäpfchen, Cremes und Gele.

Mischen Sie 1 EL Naturjoghurt mit ein bis zwei Tropfen Fenchelöl, Jasminöl, Kamillenöl, Lavendelöl, Rosenöl oder Rosengeranienöl. Tränken Sie einen Tampon mit der Mischung und führen Sie ihn ein. Diese Behandlung wirkt auch bei Reizungen und leichten Entzündungen der Vagina.

Mischen Sie alternativ für ein Massageöl 10 ml Granatapfelkernöl mit je drei Tropfen von fünf der folgenden ätherischen Öle: Benzoe-Resinoid, Champaca-Absolue, Ginster-Absolue, Jasmin-Absolue, Orangenblüten-Absolue,

Osmanthusöl, destilliertes Rosenöl, Tuberose-Absolue, Tonka-Extraxt, Vanille-Extrakt, Oudöl, Patschuliöl, Vetiveröl.

SCHLAFSTÖRUNGEN

Schlafstörungen haben unterschiedliche Ursachen. Sorgen können einem den Schlaf rauben, die Sommerhitze oder ein gestörter Biorhythmus. Gegen Ende einer Schwangerschaft macht es das wachsende Kind oft schwer, eine gute Schlafposition zu finden. Schwere Schlafstörungen müssen ärztlich abgeklärt werden, aber bei gelegentlichen und milden Fällen können Sie ätherische Öle einsetzen. Sie haben gegenüber handelsüblichen Schlaftabletten den Vorteil, sanft zu wirken. Wichtig ist, dass Sie am Abend das Schlafzimmer gut lüften. So können sich die ätherischen Öle besser im Raum verteilen.

Lavendel entspannt am besten. Verreiben Sie ein bis zwei Tropfen über dem Puls oder geben Sie sie auf ein Taschentuch und riechen daran. Lavendelöl ist in der Apotheke auch in Form von Kapseln zum Einnehmen erhältlich. Falls Sie es damit versuchen, müssen Sie damit rechnen, dass erst nach ungefähr zwei Wochen eine Verbesserung eintritt. Auch Kamillenöl, Kümmelöl, Mandarinenöl, Melissenöl und Wacholderöl sorgen für guten Schlaf.

Folgende Öle können Sie in einem Wannenbad oder in einem Fußbad anwenden oder in einen Balsam einarbeiten und damit die Füße einreiben: Neroli, Lavendel, Mandarine, Melisse, Vetiver, Baldrian, römische Kamille. Emulgieren Sie für ein Bad je einen Tropfen von dreien dieser Öle mit 1 EL Honig. Eine andere Möglichkeit besteht darin, Kamillenöl, Rosenöl, Sandelholzöl oder Weihrauchöl in eine Körperlotion einzuarbeiten und diese dann vor dem Schlafengehen großzügig aufzutragen. Diese Aroma-Lotion ist auch in der Schwangerschaft geeignet. Bei unruhigem Schlaf hilft es, 2 Tropfen Weihrauchöl oder Mandarinenöl auf ein Tuch zu geben und dieses auf das Kissen zu legen oder direkt auf das Kissen zu tropfen.

SCHNITTWUNDEN

Ätherische Öle unterstützen die Heilung von kleinen Alltagsverletzungen.

Reinigen Sie die Wunde zunächst mit Wasser. Geben Sie, sobald sie nicht mehr blutet, je nach Größe ein bis drei Tropfen Kamillenöl, Lavendelöl oder Teebaumöl darauf und bedecken Sie die Wunde mit einem Pflaster. Diese Öle können Sie unverdünnt verwenden. Sie desinfizieren die Wunde, betäuben den Schmerz und unterstützen den Heilungsprozess.

Besonders effektiv sind auch Cistrosenöl und Lavendelöl. Träufeln Sie ein bis zwei Tropfen eines dieser Öle oder beider im Verhältnis 1:1 auf die Wunde. Danach können Sie dieser richtiggehend beim Verheilen zusehen. Bei kleinen Verletzungen hilft auch eine kühle Kompresse mit Immortellenhydrolat.

SCHWEIßAUSBRÜCHE

Wir brechen in Schweiß aus, wenn es draußen heiß ist, wir uns stark anstrengen oder in den Wechseljahren sind. Dagegen lässt sich nichts machen; ätherische Öle können aber den üblen Geruch vertreiben und Kühlung verschaffen.

Gegen Schweißgeruch können Sie Rosmarinöl, Teebaumöl, Zederöl oder Zitronengrasöl unverdünnt oder mit Pflanzenöl verdünnt auf die Handgelenke, Hals und Nacken auftragen. Achten Sie darauf, dass die ätherischen Öle nicht mit der Kleidung in Berührung kommen, weil sie sonst Flecken hinterlassen. Zur Kühlung eignen sich Bergamottöl, Kamillenöl, Lavendelöl, Rosmarinöl, Wacholderöl, Zedernöl, Zironenöl, Zitronengrasöl und Zypressenöl. Zitrone und Zitronengras dürfen nur verdünnt verwendet werden!

Kühlendes Spray

Rezept von Eliane Zimmermann

Mischen Sie 8 EL Wasser oder 4 EL Lavendelhydrolat und 4 EL Rosenhydrolat mit 5 Tropfen Zypressenöl, 2 Tropfen Rosenöl oder Rosengeranienöl und 2 Tropfen Pfefferminzöl und versprühen Sie die Mischung nach Bedarf. Vorher immer gut schütteln!

Kühlendes Fußbad

Emulgieren Sie 2 Tropfen Zitronenöl, 1 Tropfen Pfefferminzöl und 2 Tropfen Zitronengrasöl in 1 EL Meersalz und bereiten Sie damit im Sommer ein lauwarmes Fußbad.

SEXUELLE PROBLEME

Lustlosigkeit kann viele Ursachen haben. Dazu gehören psychischer Druck, der auf einem oder beiden Partnern lastet, ein Ungleichgewicht im weiblichen Hormonhaushalt, eine Belastung durch Umweltgifte und anderes mehr. Auch ein Mangel an Vitamin D kann die Libido negativ beeinflussen. Bäder und Massagen mit ätherischen Ölen können dazu beitragen, dass Partner wieder mehr Lust aufeinander haben.

Jasminöl und Rosenöl sind sehr gut geeignet; von beiden reicht schon eine geringe Menge. Sie können auch Gewürznelkenöl, Ingweröl, Kardamomöl, Korianderöl, Rosengeranienöl, Weihrauchöl, Zedernöl oder Zimtblätteröl verwenden. Rosmarin fördert die Durchblutung des Unterleibs, darf wegen seiner anregenden Wirkung aber nicht am Abend eingesetzt werden.

Massageöl

Rezept von Eliane Zimmermann

Vermischen Sie 50 ml Sesamöl oder Jojobaöl mit je drei Tropfen von fünf der folgenden ätherischen Öle: Benzoe-Resinoid, Champaca-Absolue, Ginster-Absolue, Jasmin-Absolue, Orangenblüten-Absolue, Osmanthusöl, destilliertes Rosenöl, Tuberose-Absolue, Tonka-Extraxt, Vanille-Extrakt, Oudöl, Patschuliöl, Vetiveröl. Fügen Sie noch ein Zitrusöl Ihrer Wahl hinzu und wenden Sie das Massageöl regelmäßig an.

Alle genannten ätherischen Öle wirken ähnlich wie körpereigene Duftstoffe (Pheromone) und helfen so der Libido auf die Sprünge.

Selbstgemachtes Vanillemazerat für Stunden zu zweit

Rezept von Eliane Zimmermann

Schneiden Sie zwei Vanilleschoten aus biologischem Anbau klein, geben Sie sie in ein verschließbares Glas und fügen Sie ¼ kg Kokosfett oder 100 ml Sesamöl so hinzu, dass die Schoten zur Gänze mit Fett bedeckt sind. Entfernen Sie nach zwei Wochen die Schotenstücke – Sie können sie entsorgen oder verwenden, um beispielsweise Apfelmus oder einen süßen Auflauf mit einer Vanillenote zu versehen. Das so entstandene Mazerat ist sowohl als Basis für Massageöle als auch zum Kochen geeignet.

SONNENBRAND

Das beste Mittel gegen Sonnenbrand ist noch immer, ihn überhaupt zu vermeiden, indem Sie sich regelmäßig eincremen, eine Kopfbedeckung tragen und in den Mittagsstunden die direkte Sonne nach Möglichkeit meiden. Obwohl das sehr einfache Maßnahmen sind, ist ein Sonnenbrand überaus häufig. Wir sind dafür besonders im Frühling anfällig, wenn sich unsere Haut nach dem Winter noch nicht an die stärkere Lichteinstrahlung gewöhnt hat.

Hat die Haut zu viel Sonne abbekommen, müssen Sie einen Sonnenbrand wie die leichte Verbrennung behandeln, die er aus medizinischer Sicht ist. Sie können die betroffenen Stellen mit unverdünntem Lavendelöl betupfen. Ein lauwarmes Wannenbad mit Lavendelöl kühlt die Haut. Verwenden Sie Honig als Emulgator und bleiben Sie nicht zu lange in der Wanne. Auch Kamillenöl kann gegen Sonnenbrand eingesetzt werden.

STRESSSYMPTOME UND UNAUSGEGLICHENHEIT

Um Stress zu lindern, empfehlen sich alle ätherischen Öle und Ölmischungen, die beruhigen, ausgleichen und erden. Der Geruch von Balsamtannenöl ist die beste Hilfe, um Abstand vom Alltagsstress zu gewinnen. Es verlangsamt scheinbar die Hektik ringsum und lässt auch sich im Kreis drehende Gedanken zur Ruhe kommen.

Weihrauchöl und Sandelholzöl können Sie verdünnt auf der Herzgegend verreiben, um einen beruhigenden Effekt zu erzielen. Einige Studien weisen nach, dass Rosmarinöl den Spiegel des Stresshormons Cortisol im Speichel sinken lässt. Noch deutlicher ist dieser Effekt, wenn Sie Rosmarin mit Lavendel mischen. Auch alle Zitrusöle senken den Stresspegel. Mandarine ist von ihnen am effektivsten und für viele Menschen zudem der lieblichste Geruch.

Folgende Öle entfalten ihre ausgleichende Wirkung am besten in der Duftlampe bzw. im Aroma-Diffuser: Lavendel, Pfefferminze, Mandarine, Balsamtanne, Kamille, Rosengeranie, Palmarosa, Petit Grain, Zitronenbasilikum, Majoran, Zitronengras und Zitronenmyrte.

ÜBELKEIT

Übelkeit kann ein Anzeichen dafür sein, dass Sie etwas Verdorbenes gegessen haben, durch schlechte Gerüche hervorgerufen werden, psychosomatisch bedingt sein und sie ist auch eine der häufigsten Begleiterscheinungen einer Schwangerschaft.

Um die Beschwerden zu lindern, eignen sich folgende ätherische Öle: Fenchel, Ingwer, Kamille, Kardamom, Lavendel, Melisse und Pfefferminze. Speziell bei üblen Gerüchen hilft es schon viel, nur am Fläschchen oder an einem Taschentuch zu riechen. Hat Übelkeit eine derartige äußere Quelle, können Sie jedes ätherische Öl verwenden, dessen Duft sie mögen. An den aufgezählten Ölen zu schnuppern, hilft im Unterschied dazu auch dann, wenn die Quelle der Übelkeit in Ihrem Körper sitzt. Eine Bauchmassage mit Ingweröl ist bei Übelkeit wohltuend.

Pfefferminzöl beruhigt die Magennerven und ist auch bei Schwangerschaftsübelkeit geeignet. Zitronenöl können Sie benutzen, um Stirn und Nacken zu kühlen. Gegen Übelkeit hilft es aber auch, wenn Sie einen Tropfen vom Handrücken lecken, ein Glas Wasser damit versetzen oder die Fußsohlen einreiben.

ÜBERGEWICHT

Selbstverständlich ist die einzige Maßnahme, die nachhaltig gegen Übergewicht hilft, eine Ernährungsumstellung kombiniert mit körperlicher Betätigung. Verzichten Sie möglichst vollständig auf Zucker, reduzieren Sie auch sonst die Menge an Kohlehydraten, die Sie zu sich nehmen, und essen Sie im Gegenzug mehr hochwertiges Fett. Achten Sie außerdem darauf, gut mit allen Nährstoffen versorgt zu sein. Diese Art abzunehmen ist effektiv und erspart es Ihnen obendrein, ständig hungrig zu sein und sich mit Nahrungsverzicht kasteien zu müssen.

Ätherische Öle sind kein Wundermittel, das überflüssige Kilos zum Verschwinden bringt. Sie können eine Ernährungsumstellung und einen gesunden Lebensstil niemals ersetzen. Allerdings ist es möglich, Erscheinungen wie Heißhungerattacken, Frust- und Stressessen zu bekämpfen, die das Abnehmen zusätzlich erschweren. Falls Sie an Heißhungerattacken leiden, geben Sie je einen Tropfen Vanille- und Grapefruitöl auf ein Stoffpflaster, kleben Sie es auf den Puls und riechen Sie immer wieder daran. Nach etwa vier Wochen werden die Attacken seltener. Gegen Heißhunger hilft auch ein Massageöl aus 5 ml Grapefruitöl, 3 ml Vanilleextrakt, 1 ml Orangenöl, 10 Tropfen Tonkaextrakt, 10 Tropfen Kakaoextrakt und 1 Tropfen Zimtrindenöl.

Zypressenöl ist sehr gut geeignet, um eine Diät zu begleiten. Sie können es in Duschpeelings, Massageölen und Einreibungen verwenden.

Grapefruitöl hemmt die Einlagerung von Fett ins Körpergewebe.

Nachtkerzenöl ist der beste Träger für alle Anwendungen, die sich gegen Übergewicht richten.

Um die Haut zu straffen, die bei starkem Gewichtsverlust schlaff wird, können Sie Fenchelöl, Grapefruitöl, Rosengeranienöl, Wacholderöl, Zimtblätteröl, Zitronenöl, Zitronengrasöl und Zypressenöl in ein Massageöl einarbeiten.

VERBRENNUNGEN

Tragen Sie als Erste Hilfe bei (leichten) Verbrennungen ein paar Tropfen unverdünntes Lavendelöl auf die betroffene Stelle auf und wiederholen Sie den Vorgang zu Beginn alle 10 bis 15 Minuten. Sie können auch ein Stück Verbandsmull mit Lavendelöl beträufeln und über der Wunde befestigen. Es desinfiziert und lindert die Schmerzen. Gegen Verbrennungen können auch Kamillenöl und Eukalyptusöl eingesetzt werden.

VERSTOPFUNG

Verstopfung tritt auf, wenn der Nahrungsbrei im Darm zu stark entwässert oder zu langsam transportiert wird. Wie bei Durchfall besteht häufig ein ursächlicher Zusammenhang mit der Ernährung, die Sie darum bei häufiger Verstopfung überprüfen (lassen) sollten. Um die Darmtätigkeit anzuregen, können Sie Fenchelöl, Ingweröl, Majoranöl, Kümmelöl, Pfefferöl, Pfefferminzöl, Wacholderöl, Mandarinenöl, Orangenöl oder Rosmarinöl verdünnt auf Bauch und Fußsohlen verreiben.

Alternativ können Sie eine Mischung aus Anis, Estragon, Fenchel, Ingwer, Rainfarn und Rosmarin verdünnt über dem Magen einmassieren. Ein Tropfen eines dieser Öle oder der Mischung mit einem Glas Wasser innerlich angewandt tut ebenfalls seine Dienste.

WARZEN

Warzen verschwinden manchmal auch wieder von selbst, aber Sie können versuchen, mit ätherischen Ölen nachzuhelfen. Betupfen Sie die Warze drei Mal pro Tag mit etwas Limettenöl, Teebaumöl oder Zitronenöl auf einem Wattestäbchen. Diese Behandlung erfordert Geduld; ihr Erfolg ist nicht garantiert und stellt sich, wenn überhaupt, erst nach mehreren Wochen ein.

WECHSELJAHRESBESCHWERDEN

Ätherische Öle können dazu beitragen, die Folgen der großen hormonellen Umstellung des Klimakteriums erträglicher zu machen, zu denen unter anderem Hitzewalllungen, Reizbarkeit, Gewichtszunahme und Haarausfall zählen.

Geeignet sind dafür alle ätherischen Öle mit einer hormonähnlichen Wirkung, zum Beispiel Fenchel, Muskatellersalbei oder Salbei. Regelmäßige Massagen mit einer Mischung aus Ylang Ylang, Muskatellersalbei, Rosengeranie, Rose destilliert, Melisse und Neroli über den Zeitraum eines Monats hinweg haben sich bei vielen Frauen als effektiv erwiesen.

Gegen Schweißausbrüche im Wechsel hilft es, regelmäßig Nacken und

Handgelenke mit dem Hydrolat von Minze oder Rose zu besprühen. Kühlend sind auch Waschungen mit einer Mischung aus 100 ml neutralem Waschgel, 20 Tropfen Salbeiöl, 10 Tropfen Zypressenöl und 5 Tropfen Pfefferminzöl.

WINDELAUSSCHLAG

Windelausschlag betrifft nicht nur Säuglinge, sondern auch Erwachsene, die pflegebedürftig oder aus einem anderen Grund inkontinent sind. Bei Säuglingen kann der Ausschlag durch eine Milchunverträglichkeit oder eine Pilzinfektion hervorgerufen werden.

Versetzen Sie eine geeignete Pflegecreme mit ein bis zwei Tropfen Kamillenöl, Teebaumöl oder Zitronenöl und tragen Sie sie auf die betroffenen Stellen auf. Geeignet ist auch eine Mischung aus je einem Tropfen Lavendelöl und dem ätherischen Öl der römischen Kamille oder eine Mischung aus Lavendel, Immortelle, römischer Kamille, Copaiba oder Weihrauch mit einem Trägeröl im Verhältnis 1:3. Falls Sie Stoffwindeln verwenden, können Sie beim Waschgang ein paar Tropfen Teebaumöl hinzufügen.

ZAHNFLEISCHENTZÜNDUNG (PARODONTOSE)

Zahnfleischentzündung muss durch eine entsprechende Mundhygiene bekämpft werden. Ätherische Öle können den Heilungsprozess unterstützen. Geeignet sind dazu Fenchelöl, Gewürznelkenöl, Kamillenöl, Mandarinenöl, Pfefferminzöl, Rosmarinöl, Teebaumöl, Thymianöl und Zimtblätteröl. Verwenden Sie sie entweder pur oder mit dem entzündungshemmenden Apfelessig vermischt. Beträufeln Sie damit ein Wattestäbchen und betupfen Sie damit maximal drei Mal pro Tag die betroffenen Stellen. Lassen Sie danach den Mund eine Zeitlang offen, damit sich die Wirkung besser entfalten kann.

ZAHNSCHMERZEN

Ätherische Öle können einen Zahnarztbesuch nicht ersetzen, aber die Beschwerden erträglicher machen, solange Sie auf einen Termin warten.

Verdünnen Sie Teebaum-, Rosmarin oder Kamillenöl und verreiben Sie es außen auf der Wange auf der schmerzenden Stelle. Legen Sie dann einen in heißes Wasser getauchten Waschlappen darauf, um die Wirkung zu erhöhen. Für eine Anwendung direkt im Mund sind Gewürznelken- und Zimtblätteröl geeignet.

Glossar

Hier finden Sie noch einmal kurze Erklärungen zu den im Text verwendeten Fremdwörtern und Fachbegriffen.

- Absolue – stark konzentrierter öliger Duftstoff, der aus Pflanzen gewonnen wird
- Adstringierend – zusammenziehend; bedeutet meist blutstillend
- Allergen – Substanz, die eine allergische Reaktion hervorruft oder hervorrufen kann
- Antioxidativ – wirkt Oxidationsprozessen und damit Alterung entgegen
- Antiseptisch - entzündungshemmend
- Chemotyp – Varianten einer Pflanze, die sich nur durch ihre Inhaltsstoffe unterscheiden; tragen denselben botanischen Namen
- Destillation – chemischer Prozess, bei dem Stoffe unterschiedlicher Dichte voneinander getrennt werden
- Emulgator – Substanz, die benutzt wird, um ein ätherisches Öl wasserlöslich zu machen
- Emulsion – in der Chemie Gemenge aus zwei oder mehreren Flüssigkeiten, die sich nicht vollständig miteinander vermengen, etwa Fett und Wasser
- Fotosensitiv – lichtempfindlich
- Hydrolat – Wasser, das nach der Destillation von ätherischen Ölen zurückbleibt; hat selbst gesundheitsfördernde Eigenschaften
- Limbisches System – Das limbische System ist ein Hirnareal, dem die Verarbeitung von Emotionen zugeordnet wird
- Mazerat – Auszug aus Kräutern oder Gewürzen
- Neurotoxisch – als Nervengift wirkend
- Oxidation – chemische Reaktion mit Sauerstoff; bedeutet einen Verfalls- oder

Zersetzungsprozess

- Parasympathikus – Der Parasympathikus ist ein Teil des vegetativen Nervensystems und für die unwillkürliche Steuerung der Organfunktionen zuständig.
- Resinoid – Extrakt aus einem Harz, der besonders reich an ätherischen Ölen ist
- Sympathikus – Der Sympathikus ist ein Teil des vegetativen Nervensystems und für die Reaktion auf äußere Reize verantwortlich. Er würde also bei Gefahr dafür sorgen, dass der Körper zur Flucht bereit ist.
- Vegetatives Nervensystem – Das vegetative Nervensystem versorgt und steuert die inneren Organe und Blutgefäße

Verwendete Literatur

Dalichow, Irene: Die Heilkraft ätherischer Öle. München 2014.

Davis, William: Weizenwampe. Warum Weizen dick und krank macht. Aktuelle und erweiterte Neuausgabe. München 2020.

Fleck, Anne: Ran an das Fett. Heilen mit dem Gesundmacher Fett. Tübingen[5] 2019.

Freyberger, Barbara: Naturseife selber machen. Reine Pflege aus ätherischen Ölen und Kräutern. München 2017.

Schasteen, Maria L.: Duftmedizin für Kinder. Ätherische Öle und ihre therapeutische Anwendung bei Babys, Kindern und Jugendlichen. Amerang 2017.

Zimmermann, Eliane: Aromatherapie. Die Heilkraft ätherischer Pflanzenöle. München[2] 2014.

Webseiten

Ätherische Öle - Wirkungen und Anwendungsgebiete (oelerini.com)

Pflanzenglossar (primaveralife.com)

Wir danken Ihnen für Ihr Interesse und Ihr Vertrauen. Als Dankeschön dafür, haben wir eine besondere Überraschung. Wir haben exklusiv für Sie zehn weitere Übungen und interessante Informationen. Und diese erhalten Sie vollkommen kostenlos. Das klingt wunderbar? Dann warten Sie nicht lange und holen Sie sich Ihr Gratis-Geschenk.

Hier geht es zu Ihrem Gratis-Geschenk:

https://forms.gle/HGvN2U3daQDpk6Qi9

1. **Öffnen Sie die Kamera-App auf Ihrem Smartphone und richten Sie die Kamera auf den QR-Code.**
2. **Klicken Sie auf den Link, der Ihnen angezeigt wird und schon werden Sie zur Website weitergeleitet.**

Impressum

Herausgeber: Orbita Media Verlag GmbH & Co. KG / Ericusspitze 4 / 20457 Hamburg
Kontakt: kontakt@empireofbooks.de
Website: https://empireofbooks.de
Coverbild: Shutterstock

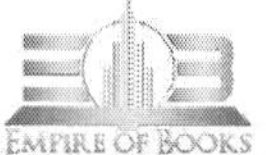

Haftungsausschluss:
Die Nutzung dieses Buches und die Umsetzung der enthaltenen Informationen, Anleitungen und Strategien erfolgt auf eigenes Risiko. Der Autor kann für etwaige Schäden jeglicher Art aus keinem Rechtsgrund eine Haftung übernehmen. Haftungsansprüche gegen den Autor für Schäden materieller oder ideeller Art, die durch die Nutzung oder Nichtnutzung der Informationen bzw. durch die Nutzung fehlerhafter und/oder unvollständiger Informationen verursacht wurden, sind grundsätzlich ausgeschlossen. Rechts- und Schadenersatzansprüche sind daher ausgeschlossen. Dieses Werk wurde sorgfältig erarbeitet und niedergeschrieben. Der Autor übernimmt jedoch keinerlei Gewähr für die Aktualität, Vollständigkeit und Qualität der Informationen. Druckfehler und Falschinformationen können nicht vollständig ausgeschlossen werden. Es kann keine juristische Verantwortung sowie Haftung in irgendeiner Form für fehlerhafte Angaben vom Autor übernommen werden. Die bereitgestellten Analysen, Vorschläge, Ideen, Meinungen, Kommentare und Texte sind ausschließlich zur Information bestimmt und können ein individuelles Beratungsgespräch nicht ersetzen. Alle Informationen dieses Buches entsprechen dem Kenntnisstand zum Zeitpunkt des Verfassens dieses Buches. Eine Haftung für mittelbare und unmittelbare Folgen aus den Informationen dieses Buches ist somit ausgeschlossen.
Informieren Sie sich weitläufig aus unterschiedlichen Quellen und bedenken Sie, dass am Ende nur Sie für die Entscheidungen verantwortlich sind.

Haftung für externe Links:
Unser Angebot enthält Links zu externen Websites Dritter, auf deren Inhalte wir keinen Einfluss haben. Deshalb können wir für diese fremden Inhalte auch keine Gewähr übernehmen. Für die Inhalte der verlinkten Seiten ist stets der jeweilige Anbieter oder Betreiber der Seiten verantwortlich. Die verlinkten Seiten wurden zum Zeitpunkt der Verlinkung auf mögliche Rechtsverstöße überprüft. Rechtswidrige Inhalte waren zum Zeit-punkt der Verlinkung nicht erkennbar.

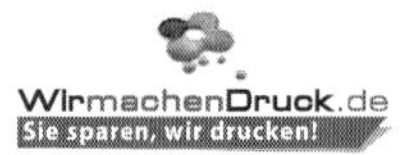